胡大一 高血压饮食

Hypertension·——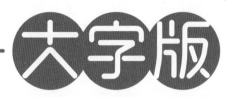

胡大一 主编
北京大学人民医院心血管研究所所长
主任医师、教授、博士生导师

仝其广 副主编
首都医科大学附属北京胸科医院心脏中心
主任医师
医学博士、博士后

中国轻工业出版社

图书在版编目（CIP）数据

胡大一高血压饮食：大字版 / 胡大一主编 . 一北
京：中国轻工业出版社，2022.5
ISBN 978-7-5184-3816-7

Ⅰ.①胡…　Ⅱ.①胡…　Ⅲ.①高血压－食物疗法
Ⅳ.①R247.1

中国版本图书馆 CIP 数据核字（2021）第 277335 号

责任编辑：程　莹
策划编辑：翟　燕　付　佳　　责任终审：高惠京　　封面设计：伍毓泉
版式设计：悦然生活　　责任校对：宋绿叶　　责任监印：张京华

出版发行：中国轻工业出版社（北京东长安街 6 号，邮编：100740）
印　　刷：北京博海升彩色印刷有限公司
经　　销：各地新华书店
版　　次：2022 年 5 月第 1 版第 1 次印刷
开　　本：710×1000　1/16　印张：15
字　　数：220 千字
书　　号：ISBN 978-7-5184-3816-7　定价：49.80 元
邮购电话：010-65241695
发行电话：010-85119835　传真：85113293
网　　址：http://www.chlip.com.cn
Email：club@chlip.com.cn
如发现图书残缺请与我社邮购联系调换
211311S2X101ZBW

　　社会的长足进步，确实让我们远离了一些过去无法治愈的疾病，但也让一些慢性病日渐高发，其中最引人瞩目也最让人深恶痛绝的非"三高"莫属，其中高血压更是逐年递增，且有低龄化趋势。据统计，现在中国高血压患病人群已经超过了2.5亿人。

　　高血压对人体的影响不仅表现为血压升高、头晕、头痛，记忆力减退，更让人担心的是长期血压高会引起心脑血管及身体器官病变，如冠心病、肾脏疾病等，这些高血压并发症有时甚至是致命的。

　　疾病与日常饮食息息相关。古代医学著作《黄帝内经》就已提出"药以祛之，食以随之"的防病治病理论，可见食疗在预防和治疗疾病上的重要作用。现代医学也证明，饮食是防治高血压的第一关。高血压患者吃什么、怎么吃、有何讲究，这些都是人们关心的问题。

　　本书由心血管病专家胡大一主编，用简单实用的方式指导高血压患者正确进行饮食调理，解决高血压患者的实际问题，明确吃什么有助于降血压，吃什么会导致血压升高，不同高血压患者怎样吃。另外还介绍中医指导、生活调养、正确用药等知识，方便高血压患者在日常做好自我保健，让自己血压不升高、生活愉快，在健康之路上越走越轻松！

目录 CONTENTS

战胜高血压的策略

PART 1 营养素摄入
探析与血压相关的营养素

PART 2 日常饮食
美味与降压兼得

谷薯豆类

蔬菜类

肉蛋类

菌藻类

PART

3 降压中药
平稳降压更自然

PART 4 高血压并发症饮食
饮食循律 远离并发症

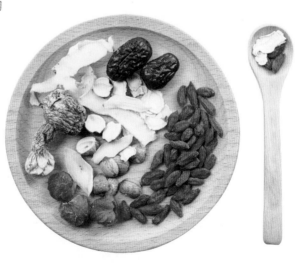

战胜
高血压的策略

生活小测试，
看看离高血压还有多远

　　高血压是当前社会中发病率较高，并发症较多，且不容易根治的慢性非传染性疾病之一。高血压的发病原因主要与不良的生活和饮食习惯及某些精神因素有关。虽然此病难以治愈，但高血压是可以预防和控制的。下面的测试中所提到的 18 种情况都是有可能诱发高血压的因素，测测看自己离高血压还有多远。

1. 有饮酒的嗜好，几乎每天都喝。　　　　　　　　　是□ 否□
2. 喜欢吃咸的食物，盐的摄入量过多。　　　　　　　是□ 否□
3. 长期伏案工作，每天伏案工作 10 小时以上。　　　是□ 否□
4. 长期生活在噪声环境中，有时会因为噪声而感到不舒服。

　　　　　　　　　　　　　　　　　　　　　　　　是□ 否□
5. 体重超标，且超过标准体重的 20%。　　　　　　　是□ 否□
6. 很少运动。　　　　　　　　　　　　　　　　　　是□ 否□
7. 生活不规律，起居和饮食没有固定的时间。　　　　是□ 否□
8. 经常熬夜。　　　　　　　　　　　　　　　　　　是□ 否□
9. 情绪波动大，容易激动，爱发脾气。　　　　　　　是□ 否□
10. 长期失眠，借助药物催眠，但即便这样每天睡眠仍不足 6 小时。

　　　　　　　　　　　　　　　　　　　　　　　　是□ 否□
11. 经常摄入过多的动物脂肪和动物内脏。　　　　　　是□ 否□

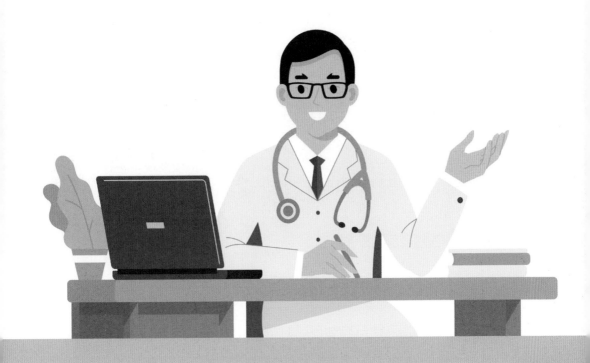

12. 父母中有患高血压的。　　　　　　　　　　　是□ 否□

13. 神经经常处于紧张状态，很容易受惊吓。　　　是□ 否□

14. 不注重饮食的合理搭配，只吃自己喜欢吃的食物。是□ 否□

15. 烟龄超过 1 年，且每天吸烟 5 支以上。　　　　是□ 否□

16. 工作压力大，总怕干不好或总有干不完的工作。　是□ 否□

17. 2 年内没有做过健康体检，甚至没有测量过血压。是□ 否□

18. 容易疲劳，跟其他人做相同的事，别人没累，自己却先喊累。

　　　　　　　　　　　　　　　　　　　　　　是□ 否□

勾画的"是"越多，表明患高血压的概率越大，尤其当超过 12 项时，就要多注意，在日常生活中自觉规避那些容易引发高血压的行为；勾画的"否"越多，表明患高血压的概率越小，请继续保持。

做好自我管理，防控高血压

高血压是由多种原因引起的一种进行性的心血管综合征，有多种心血管病危险因素参与其中，一方面使患者身体健康遭受困扰和危害，不能进行正常的生活和工作；另一方面也会使患者的精神饱受痛苦煎熬。不过，高血压患者只要做好自我管理工作，就能大大减轻病症的折磨。

血压管理

学会自测血压并且定期测量血压，1~2周应至少测量一次。

按时服用降压药，不随意减量、停药或更换药物，一定要在医生指导下根据病情给予调整，防止血压反跳。

中老年人降压不能操之过急，收缩压宜控制在150毫米汞柱以下，舒张压宜控制在90毫米汞柱以下，以减少心脑血管并发症的发生；并且要注意预防体位性低血压。

饮食管理

饮食合理 少食多餐	三餐要按时吃，饮食要清淡，少食多餐，晚餐不要吃过多油腻食物。同时伴有肥胖的高血压患者，必须吃低热量食物。
限制盐量	每日食盐摄入量应严格控制在3~5克，约1小匙。食盐量还应减去烹调时酱油等含盐调料中所含的钠。

多吃蔬果	蔬果中含有多种维生素和矿物质，有益于降压，如B 族维生素、维生素 C、钙、钾、铁、镁等。
多喝白开水	多喝白开水能促进血液循环，将身体内过多的废物代谢出去，有利于血管健康。

生活管理

注意劳逸结合、保证充足睡眠　来自学习、工作、生活等各方面的压力是不可避免的，要根据爱好和环境，使生活变得有张有弛，劳逸结合，避免消极情绪和疲劳。成人每天应保证 7~8 小时睡眠，最佳睡眠时间应是晚上 10 点至清晨 6 点，老年人稍提前为晚上 9 点至清晨 5 点。

坚持适当运动　研究证明，有氧运动有一定降压作用。有氧运动是指有大肌肉群参与的运动，如步行、慢跑、游泳等。高血压患者的运动量应视病情轻重等而定。

心理管理

高血压患者在生活中要学会控制自己的情绪，在平时与他人接触时要心平气和，用平常心对待人生。情绪不好时可做做深呼吸，避免紧张、愤怒等不良情绪。经常参加一些娱乐活动，如画画、练书法、跳舞、钓鱼、打太极拳等，还可去大自然中放松一下心情。

学会自测血压，对血压变化了如指掌

高血压患者需定时监测血压，最好每次都能定时、定部位、定体位进行测量，把所测量的血压值记录下来，以便自我对照。学会自测血压，有助于根据血压的波动情况、波动时间合理用药。

血压计的选择

项目	优点	缺点
电子血压计	分为臂式、腕式两种，操作简便，读取数据直观	存在一定的误差
传统水银柱（汞柱）式血压计	分台式、立式两种，测量结果准确	体积稍大，不便携带，水银容易泄漏

为了方便，现在很多家庭都使用电子血压计，那么如何正确使用电子血压计测量血压呢？

1. 测量血压之前 5~10 分钟，要保持心情平静。

2. 测量血压前，手臂上臂最好裸露出来，不可把长袖袖子卷起来以免造成对上臂血管的压迫，影响测量的准确度。

3. 取坐位，手掌向上平伸，肘部位于心脏水平，上肢胳膊与身躯呈 45 度角，手放轻松。

4. 将袖带平整地缠绕于上臂中部。袖带的下缘距肘窝 1~2 厘米。袖带卷扎的松紧以能够刚好插入一指为宜。

5. 测血压需一次完成，若未完成则应松开袖带，休息 2~3 分钟再重新测量。另外，测血压过程中如发现血压有异常，应等待一会儿重测。时间间隔不得少于 3 分钟，而测量部位、体位要一致。

测量血压时的注意事项

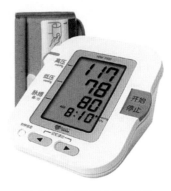

一般左臂血压值会略高于右臂，记录时应选用高的测量数据

- 测血压前要静坐休息 15 分钟以上，测前 30 分钟不能吸烟、饮浓茶。
- 血压要取 2 次的均值。
- 交谈、吃饭、洗澡也会影响血压值，应该在做这些事情 30 分钟以后再测量血压。
- 开始测量血压时双臂血压皆应测量，如果双臂血压不同（一般左臂血压值会略高于右臂），记录时应以高的测量数据为准。

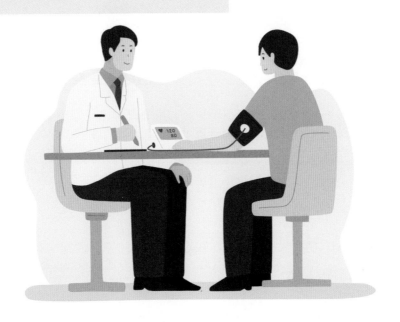

了解健康膳食
每日的营养需求

　　控制热量摄入、保持理想体重、合理搭配营养是防治高血压的重要饮食措施。高血压患者每日营养需求量可参考下表。

高血压患者每日营养需求表

类别	每日用量	说明
主食（以谷物为主）	150～400 克	可适量增加粗粮，如玉米、荞麦、燕麦等，少吃精白米面
动物性食物	100～200 克	动物性食物最好以鱼肉、家禽为主，蛋白质摄入量占每日蛋白质总摄入量的 20%
大豆及其制品	黄豆 30 克或者豆浆 250 毫升或者豆腐 200 克	大豆含有优质蛋白质，且不含胆固醇
奶类	300 克左右	多选择脱脂牛奶或者酸奶
新鲜蔬果	蔬菜 300～500 克，水果 200～350 克	多摄取深色或绿色蔬果，如芹菜、西蓝花、葡萄等
食用油	15～25 克	以植物油为主，如橄榄油、玉米油等
胆固醇	300 毫克以下	鸡蛋黄、猪蹄、鱼子等富含胆固醇，要加以限制
盐	3～5 克	酱油、咸鱼、腊肉等食物中的隐形盐也要计入其中

每日的热量也要合理控制，科学计算应该依据个人的标准体重、体形胖瘦和劳动强度来决定。

计算公式

每日热量供给量（千卡）= 标准体重（千克）× 单位标准体重热量需要量（千卡/千克）

标准体重（千克）= 身高（厘米）– 105

成人每日热量供给量（千卡/千克标准体重）

体形	体力活动量			
	极轻体力	轻体力	中体力	重体力
消瘦	30	35	40	40~45
正常	20~25	30	35	40
肥胖	15~20	20~25	30	35

注：年龄超过50岁，每增加10岁减少10%。

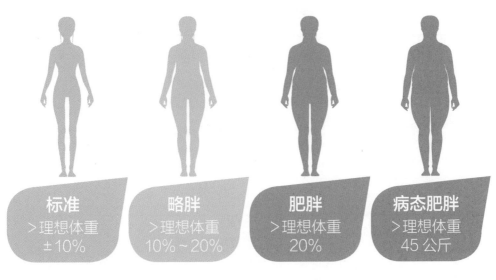

标准
>理想体重
±10%

略胖
>理想体重
10%~20%

肥胖
>理想体重
20%

病态肥胖
>理想体重
45公斤

健康膳食黄金法则

随着高血压患者的逐渐增加，防治高血压已经成为"重要公众健康问题"。而饮食是治疗高血压必不可少的重要环节。保证健康血压应该从调整自己的日常饮食做起。

法则一　习惯低钠饮食

钠能调节细胞和细胞液中的水分，有助于细胞功能的正常发挥。但体内钠过多，会造成水钠潴留，血液量增加，不但会导致血压升高，还会加重动脉和心脏负担。高血压患者要限制钠的摄入，但不能突然降低食盐摄入量，否则会引起体内水分失衡，引发脱水。高血压患者要逐渐习惯低钠饮食，每日的食盐量最好控制在5克以内，包括调料和零食中的盐。参考第24页的"减盐的小窍门"，以减少盐的食用。

有助于增加味道的食材

项目	选择的食材
甜味	南瓜、胡萝卜、蜂蜜、白糖
酸味	醋、番茄、柠檬、苹果、菠萝
特殊香味	洋葱、韭菜、芹菜、茼蒿、苋菜、香菜、草菇、海带
香辛味	蒜、姜、葱、胡椒、大料、花椒、香草

法则二　减少脂肪和胆固醇的摄入

研究表明，饱和脂肪酸和胆固醇与血压成正相关。脂肪摄入过多可导致肥胖，高血压患者一定要控制脂肪的摄入量。高血压患者食物脂肪的热量比应控制在 25% 左右，最高不应超过 30%。应严格限制肥肉、蛋黄、奶油、鱼子等高脂肪和高胆固醇的食物，尤其应少食动物油和油炸食品。

法则三　多吃天然的蔬果

新鲜蔬果含有大量的维生素、膳食纤维及矿物质，有利于改善血液循环和心肌功能，还能使体内多余的胆固醇排出体外，从而有效防止动脉硬化的发生。另外，新鲜蔬果含有一些利尿成分，能帮助身体排出多余的水分和盐分，有利于降血压。

法则四　补充钾、钙和膳食纤维

钾可抑制钠从肾小管的吸收，促进钠从尿液中排泄，同时钾还可以对抗钠升高血压的不利影响，对血管的损伤有防护作用。富含钾的食物有口蘑、黄花菜、银耳、木耳、红枣等。

人体如摄入充足的钙，能增加尿钠排泄，减轻钠对血压的不利影响，有利于降血压。补钙可多选择鱼肉、低脂牛奶、大豆及其制品。

膳食纤维具有调节糖类和脂类代谢的作用，能结合胆酸，避免其合成胆固醇沉积在血管壁上升高血压；膳食纤维还能促进钠的排出。很多蔬果都富含膳食纤维。

法则五　充分补水，促进血液循环

科学合理补充水分，对于高血压患者来说尤为重要，但补水过量也不利于健康。高血压患者科学的饮水方法应该是：每天早晨喝一杯温水；上午工作、午餐时、下午 3 点左右都不要忘记喝水；晚上睡觉前喝一点儿水。高血压患者要少量多次饮水，每次不要超过 250 毫升，每日饮水量以 1500~1700 毫升为宜。研究证实，硬水中含有较多钙、镁离子，它们是参与血管平滑肌收缩的重要调节物质，因此高血压患者要尽量饮用硬水，如泉水、深井水、天然矿泉水等。

法则六　严禁过量饮酒

长期大量饮酒会导致血压升高，是高血压的危险因素之一。高血压患者饮酒后血压会升高，心率会加快。为避免血压升高，建议每日酒精摄入量应少于 36 毫升，女性和体重较轻者则要少于 20 毫升。

常见酒每日限量

酒类（酒精含量）	毫升
啤酒（5%）	720
白酒（48%）	60
威士忌（43%）	60
白兰地（43%）	60
红葡萄酒（12%）	300
米酒（24%）	150

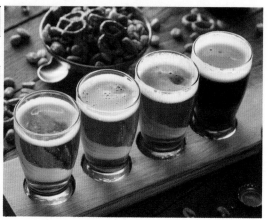

专家揭秘：
轻松降血压的饮食生活

　　每个人都是自己身体健康的主宰者，身体健康是因为良好的生活习惯，而疾病缠身多数由于自己在某些地方出了错，调理不当，如暴饮暴食、大鱼大肉、抽烟酗酒、经常熬夜、缺乏运动等。对于越来越常见的高血压病症，每一位患者都希望早日寻找到降压良方。这里特别揭开高血压与饮食之间的几个秘密，帮你轻轻松松降血压。

揭秘一　摒弃过去不良的生活习惯

　　高血压从某个角度讲，就是一种生活方式病，治疗高血压的根本就是改善生活习惯，因此高血压患者一定要摒弃这些恶习。

　　1. 边看电视边吃饭。

　　2. 偏爱肉食。

　　3. 经常饮酒。

　　4. 喜欢吃咸鱼、腊肉、咸菜等腌制食品。

　　5. 喜欢吃猪肝、猪大肠、羊肚、牛肝、牛百叶等动物内脏。

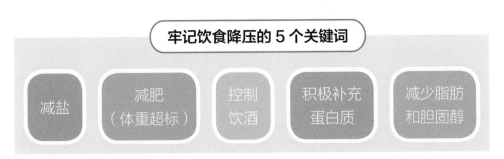

牢记饮食降压的 5 个关键词

减盐　　减肥（体重超标）　　控制饮酒　　积极补充蛋白质　　减少脂肪和胆固醇

揭秘二　聪明地减盐

　　盐是百味之王，是我们日常饮食中必不可少的，但对高血压患者来说，减盐却是必需的。盐吃多了，还容易患脑卒中、心脏病、胃癌、慢性肾病、骨质疏松等。但减盐要分步进行，在保持食物美味的同时减少盐、酱油等的用量。

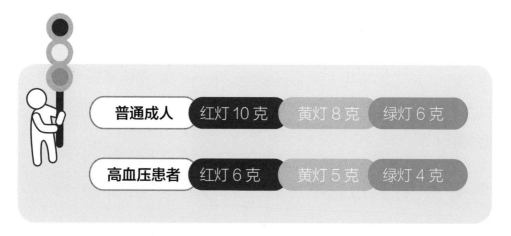

| 普通成人 | 红灯 10 克 | 黄灯 8 克 | 绿灯 6 克 |
| 高血压患者 | 红灯 6 克 | 黄灯 5 克 | 绿灯 4 克 |

● 减盐的小窍门

　　1. 餐桌上不放置盐瓶、酱油瓶，也不放置咸菜、豆腐乳，不给口重的人创造便利条件。

　　2. 炒菜时不放盐，将 3 克盐放在小碟中，吃菜时蘸少许盐食用。

　　3. 享受食材原本的味道，如芹菜、柿子椒、番茄、洋葱、香菇等原本的味道都不错。

　　4. 用少量的油来增加鲜味，可用橄榄油、香油等。

　　5. 利用坚果种子或者蔬菜特有的香味，如在拌菜中加入芝麻、花生仁、紫苏、香菜等。

　　6. 利用柠檬、柚子、醋的酸味制作菜肴。

● **警惕加工食品和调料中的盐分**

在这个飞速发展的时代，有很多加工食品充斥着我们的生活，这些食品尝起来也许并不是很咸，却含有很多的盐分。还有一些调料也含有大量的盐分，一定要加以警惕。

加工食品含盐量	
食品	含盐量
50 克酱萝卜	9 克
100 克腌雪里蕻	8.5 克
100 克方便面（含汤）	5.6 克
50 克榨菜	5.5 克
10 克大梅子干	2.2 克
60 克切片面包	0.8 克

调料含盐量	
调料	含盐量
100 克鸡精	35 克
100 克辣椒酱	20 克
1 大匙酱油（18 克）	5.9 克
50 克黄豆酱	4.5 克
50 克蛋黄酱	1 克
1 大匙番茄酱（18 克）	0.5 克

揭秘三　远离饱和脂肪酸

脂肪是人体必需的营养素，与糖类和蛋白质并列为三大营养素。众所周知，很多不饱和脂肪酸对人体是有益的，而饱和脂肪酸摄取过多，容易造成肥胖和血脂异常。总之，长期食用高脂肪食物对人的身心健康没有好处。高血压患者摄入过多脂肪，容易患动脉硬化、血脂异常、心脏病和脑卒中等病症，对于肥胖人群来说，风险更大。

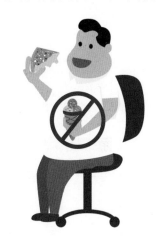

● 警惕饱和脂肪酸过多的食物

油炸食品、罐头食品、腌制食品、加工肉制品、肥肉和动物内脏类食物、奶油制品、方便面和烧烤类食品等都含有大量饱和脂肪酸。

● 关注不饱和脂肪酸

不饱和脂肪酸对人体有益，特别是 ω-3 脂肪酸能增高高密度脂蛋白胆固醇、降低低密度脂蛋白胆固醇。

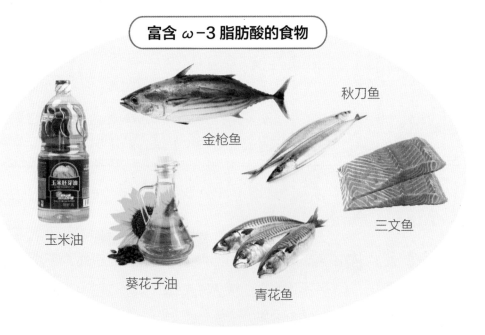

富含 ω-3 脂肪酸的食物

金枪鱼

秋刀鱼

三文鱼

玉米油

葵花子油

青花鱼

揭秘四　应积极摄取的食物

● 蔬果是良好的排钠剂

减钠补钾是高血压饮食疗法中的重中之重，钾的摄取标准是盐分的 1/3。钾一方面可以促进钠的排出，另一方面还可以对抗钠升高血压的不利影响，对血管有防护作用。

蔬果中富含钾，但钾易溶于水，在烹调加热过程中会流失，因此生吃蔬果是补钾的不错办法。

● 补充优质蛋白质能强健血管

蛋白质摄入不足，血管会加剧老化，失去弹性而变得脆弱，最终会加重高血压，导致动脉硬化。

高血压患者需要摄取优质蛋白质，可以多摄取大豆及其制品、牛奶及奶制品、秋刀鱼、鸡胸肉、牡蛎等。

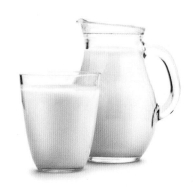

高血压患者最好选脱脂牛奶，这样可以减少饱和脂肪酸的摄入

揭秘五　减肥有助于预防高血压

毋庸置疑，很多高血压患者都是肥胖者，这是因为肥胖的身体活动起来需要更多的热量，心脏就必须为全身输送更多的血液，以满足这种"高需求"。身体越胖，心输出量就会越多，血压就会上升。体重越重，患高血压的危险性也就越大。中度肥胖者发生高血压的概率是体重正常者的 5 倍多，是轻度肥胖者的 2 倍多，因此，减肥有助于预防高血压。

● 了解自己的体重是否超标

18 岁以上的成年人可以用体重指数（BMI）来衡量

体重指数 = 体重（千克）/ 身高的平方（米 ^{2}）

一般而言，24.0 ≤ BMI < 28.0 为超重，BMI ≥ 28.0 为肥胖。

● 健康减肥的窍门

减肥的过程是需要信心与恒心的，千万不可轻言放弃。减肥能否成功，关键在于有没有坚定的决心。下面看看减肥的一些小窍门。

1. 控制一天的热量，三餐有规律，晚餐最好吃七成饱。

2. 多摄入绿叶菜、海藻、蘑菇等低热量食物。

3. 将食物做得清淡些，减少油脂和动物性食物的摄入。

4. 不要储存大量的点心、零食。

5. 慢慢进食，最好一口饭咀嚼 20 次以上。

6. 勤饮水，每天要喝 1500~1700 毫升，可以选择矿物质水、绿茶等。

7. 每天做有氧运动，时间可以安排在早上和傍晚，每次最少半小时，可以选择散步、骑自行车、慢跑、游泳、跳绳、爬楼梯等运动。

8. 工作的空闲时间做些小运动，如高抬腿、深蹲、深呼吸等。

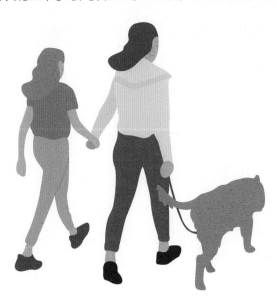

PART 1

营养素摄入

探析与血压相关的营养素

维生素C 扩张血管，辅助降压

降压原理

维生素 C 能够促进人体合成氮氧化物，而氮氧化物具有扩张血管的作用，从而有助于降血压。另外，维生素 C 有助于胆固醇代谢，降低患动脉硬化的概率。

保健功效

- 抗氧化
- 促进铁的吸收及叶酸的利用
- 预防坏血病，促进伤口愈合
- 促进胶原蛋白的合成，防止牙龈出血
- 降低胆固醇

缺乏时的表现

- 牙龈炎、牙龈出血和牙龈肿胀
- 食欲减退
- 体重减轻及面色苍白
- 皮肤长斑、易老化
- 容易疲倦、肌肉松软、关节疼痛
- 伤口不易愈合

建议日摄取量
100 毫克

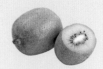

相当于猕猴桃
161 克

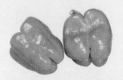

相当于柿子椒
77 克

注：相当于猕猴桃 161 克，也就是说 161 克猕猴桃含有 100 毫克的维生素 C。后同。

需要补充的人群

- 容易疲倦的人
- 坏血病患者
- 皮肤粗糙、有色斑的人
- 在污染环境中工作的人
- 从事高强度劳动或者剧烈运动后的人

补给须知

1. 维生素 C 宜在饭后服用。

2. 蔬果储存越久，维生素 C 损失越多，因此，尽可能吃新鲜蔬果。

3. 烹制蔬菜时，时间尽可能短，并盖紧锅盖，以减少高温和氧对维生素 C 的破坏。

4. 维生素 C 禁止与碱性药物同时食用，如复方氢氧化铝、铝碳酸镁等治疗溃疡的药物。

富含维生素 C 的食物推荐

柿子椒 130 毫克	猕猴桃 62 毫克	山楂 53 毫克	草莓 47 毫克	圆白菜 40 毫克	葡萄柚 36 毫克	菠菜 32 毫克

注：为每 100 克可食部含量。

ω-3脂肪酸 舒张血管 平滑肌

降压原理

ω-3 脂肪酸可以提升体内一氧化氮的水平，有助于舒张血管平滑肌，使血液流通顺畅，从而降血压。

保健功效

- 降血压
- 减少甘油三酯
- 减少关节僵硬和关节疼痛
- 减少患脑卒中的概率
- 有助于孕妇的健康及胎儿的发育，尤其是视力及神经发育
- 扩张血管及抗血栓
- 降低血液黏度，改善微循环
- 提高脑细胞活性，增强记忆力和思维能力

缺乏时的表现

- 阻碍婴儿智力发育
- 易发动脉粥样硬化，诱发心脑血管疾病
- 容易患各种慢性病，如高血压、血脂异常、血栓病

需要补充的人群

• 孕妇和幼儿，尤其是早产儿

• 中老年人

• 脑力劳动者

• 各种慢性病患者

补给须知

1. 亚麻油、橄榄油、大豆油及坚果含有的 $\omega-3$ 脂肪酸有益健康，但含热量也很高，所以适量食用即可。

2. 由于不饱和脂肪酸极易氧化，因此补充 $\omega-3$ 脂肪酸时应适量增加维生素 E 的摄入量。

3. 烹制富含 $\omega-3$ 脂肪酸的食物时不宜采用烧烤、油炸、红烧等方式，以免破坏其营养价值。

富含 $\omega-3$ 脂肪酸的食物推荐

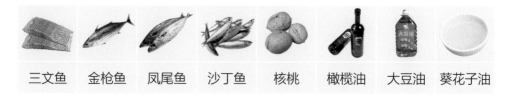

| 三文鱼 | 金枪鱼 | 凤尾鱼 | 沙丁鱼 | 核桃 | 橄榄油 | 大豆油 | 葵花子油 |

膳食纤维 降低体内钠含量

降压原理

膳食纤维具有调节糖类和脂类代谢的作用，能结合胆酸，避免其合成胆固醇沉积在血管壁升高血压。同时膳食纤维还能促进钠的排出，降低血压。

保健功效

- 容易吸水，增加饱腹感
- 促进胃肠蠕动，预防便秘，减少胃肠道疾病
- 降低血液中的胆固醇
- 调节糖类代谢
- 延缓和减少重金属等有害物质的吸收
- 改善肠道菌群
- 减少食物中脂肪的吸收，具有减肥作用
- 具有一定的抗癌作用

建议日摄取量
25~30 克

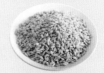

相当于大麦
253~303 克

相当于黄豆
161~194 克

缺乏时的表现

- 容易便秘
- 易营养失调，患肠炎、溃疡病
- 免疫力下降

需要补充的人群

- 想减肥、身体肥胖的人
- 有色斑、口臭及便秘者
- 中老年人
- 更年期症状严重的人
- 糖尿病、血脂异常、高血压等患者

补给须知

1. 大麦、豆类、柑橘、胡萝卜、燕麦等都含有丰富的可溶性膳食纤维，能够延缓食物的消化速度，使餐后血糖平稳，还可以降低血清胆固醇水平。

2. 补充膳食纤维一定要控制好量，摄入过多的膳食纤维将影响维生素和矿物质的吸收，因此建议每日总摄入量以 25～30 克为宜。

富含膳食纤维的食物推荐

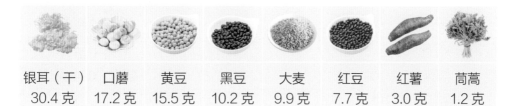

银耳（干）	口蘑	黄豆	黑豆	大麦	红豆	红薯	茼蒿
30.4 克	17.2 克	15.5 克	10.2 克	9.9 克	7.7 克	3.0 克	1.2 克

注：为每 100 克可食部含量。

钙 减轻钠对血压的不利影响

降压原理

人体如摄入充足的钙，能增加尿钠排泄，减轻钠对血压的不利影响，有利于降血压。另外流行病学调查研究也证实，人群每日钙摄入量与血压水平成负相关，即摄入钙量多者血压反而低。

保健功效

- 促进睡眠
- 促进骨骼与牙齿的健康
- 维持细胞的生存和功能
- 激活多种酶，如脂肪酶、淀粉酶等
- 降低毛细血管和细胞膜的通透性，降低神经、肌肉的兴奋性
- 调节神经系统的功能
- 维持心律

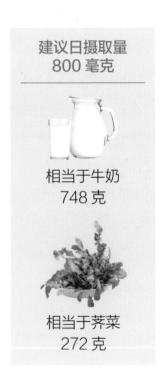

建议日摄取量
800 毫克

相当于牛奶
748 克

相当于荠菜
272 克

缺乏时的表现

- 倦怠、乏力、腰酸背痛
- 小腿痉挛
- 骨质疏松、骨质软化
- 长期缺乏甚至会导致心脑血管疾病

需要补充的人群

- 痛经、神经痛患者
- 营养不足的婴幼儿、少年
- 更年期女性及中老年人
- 经常抽筋、腰酸背痛的人
- 孕妇及哺乳期女性

补给须知

1. 维生素 D 有利于钙的吸收，因此补钙的同时要多摄入富含维生素 D 的食物。多晒太阳有助于体内产生维生素 D，可促进钙的吸收。

2. 睡前喝一杯牛奶，能有效维持血钙的浓度和自稳性，还可以促进睡眠。

富含钙的食物推荐

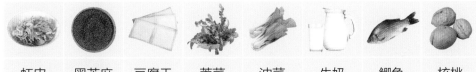

虾皮	黑芝麻	豆腐干	荠菜	油菜	牛奶	鲫鱼	核桃
991 毫克	780 毫克	447 毫克	294 毫克	148 毫克	107 毫克	79 毫克	56 毫克

注：为每 100 克可食部含量。

镁 扩张血管，降血压

降压原理

镁作为腺苷酸环化酶的激活剂，能引起血管扩张，可以辅助心脏收缩、跳动，将血液输送到全身。镁能稳定血管平滑肌细胞膜的钙通道，激活钙泵，限制钠内流，还能减少应激诱导的去甲肾上腺素的释放，从而起到降血压的作用。

保健功效

- 活化体内多种酶
- 保护心脏
- 调节细胞渗透压
- 调节神经细胞，有松弛神经的作用
- 维持人体酸碱平衡
- 维持肌肉正常功能

缺乏时的表现

- 情绪不安、易激动
- 引起肌肉无力，手足抽搐
- 反射亢进
- 钙代谢异常

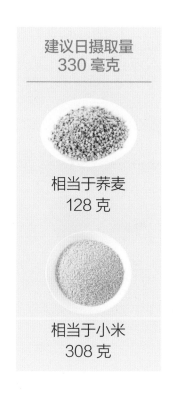

建议日摄取量
330 毫克

相当于荞麦
128 克

相当于小米
308 克

- 影响心脏、骨骼及胃肠道等功能
- 引起神经系统问题，如记忆力衰退、神经错乱、抑郁症

需要补充的人群

- 易腿部抽筋的人
- 高血压、冠心病等心血管疾病患者
- 常饮酒的人
- 常喝浓茶或者浓咖啡的人

补给须知

1. 钙、磷、镁摄入量之比为 5：3：1 最好，如果其中一种摄入过多或过少，其他营养素的吸收就会受影响，从而影响健康。

2. 动物性脂肪含量过高时，人体对镁的吸收会受影响，因此要少吃高脂肪的食物。另外，也要少吃精白米面。

富含镁的食物推荐

荞麦 258 毫克	黑豆 243 毫克	木耳（干）152 毫克	小米 107 毫克	紫菜（干）105 毫克	薏米 88 毫克	河虾 60 毫克	大黄花鱼 39 毫克

注：为每 100 克可食部含量。

硒 扩张血管，减少血管阻力

降压原理

硒能保护内皮细胞，扩张血管，减少血管阻力，改善微循环。

保健功效

- 清除自由基，延缓衰老
- 防癌抗癌
- 扩张血管，降血压
- 缓解关节炎症状
- 防止血凝块，清除胆固醇
- 维持细胞正常功能，保护心血管，维护心肌健康
- 促进葡萄糖运转
- 调节免疫功能，增强抵抗力
- 解毒、防毒

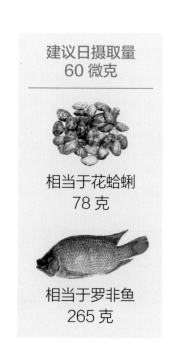

建议日摄取量
60 微克

相当于花蛤蜊
78 克

相当于罗非鱼
265 克

缺乏时的表现

- 早衰
- 引发克山病、大骨节病
- 精神萎靡不振，精子活力下降，易患感冒

需要补充的人群

- 肝病患者
- 心脑血管疾病、糖尿病患者
- 癌症患者

补给须知

补充硒，宜选择未经过加工烹调的天然食物，如洋葱、海鲜等，其中更以海产品为佳。

富含硒的食物推荐

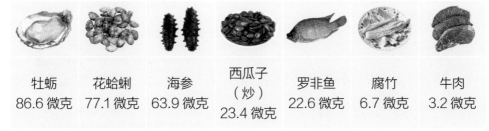

牡蛎	花蛤蜊	海参	西瓜子（炒）	罗非鱼	腐竹	牛肉
86.6微克	77.1微克	63.9微克	23.4微克	22.6微克	6.7微克	3.2微克

注：为每100克可食部含量。

钾 促进钠排出

降压原理

钾可抑制钠从肾小管的吸收，促进钠从尿液中排泄，同时钾还可以对抗钠升高血压的不利影响，对血管的损伤有防护作用，有助于减少降压药的用量，对轻型高血压更具有明显的降压作用。

保健功效

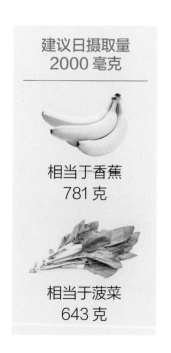

建议日摄取量
2000 毫克

相当于香蕉
781 克

相当于菠菜
643 克

- 协助钙和镁维持心脏的正常功能
- 维持细胞与体液间水分的平衡，调节酸碱平衡
- 协助钠代谢，控血压
- 协助肌肉收缩
- 刺激肠道蠕动
- 有效利用蛋白质来修复破坏的组织
- 有助于对过敏症的治疗

缺乏时的表现

- 体力减弱，容易疲劳
- 反应迟钝

- 容易出现易怒、烦躁、恶心、呕吐、腹泻等症状
- 严重缺乏时会出现低血压、浮肿、心律不齐等情况

需要补充的人群

- 不吃主食的减肥者
- 经常饮酒的人
- 爱吃甜食的人
- 服用利尿剂的人

补给须知

1. 高血压患者在补钾前最好先检查自己的肾脏功能和血钾。当肾功能不全时，钾的排出较慢，故应慎用钾盐。

2. 补钾是一个循序渐进的过程，不要急于求成，特别是不能使用静脉推注氯化钾的方法进行补钾，以免引发生命危险。

富含钾的食物推荐

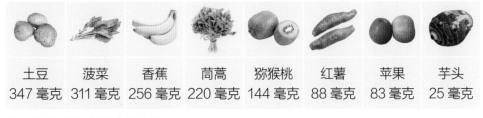

土豆	菠菜	香蕉	茼蒿	猕猴桃	红薯	苹果	芋头
347 毫克	311 毫克	256 毫克	220 毫克	144 毫克	88 毫克	83 毫克	25 毫克

注：为每 100 克可食部含量。

钠 升高血压

成人每日适宜摄入量: 1500 毫克

对高血压的危害

据流行病学研究，钠的摄取量与高血压罹患率成正比，也就是说钠量摄取过多时，高血压的罹患率也会提高。

限钠方法

每人每日盐量控制在 5 克以下。

烹调食物时尽量少加盐，可用醋、姜、蒜、柠檬、胡椒等调料来提味。

不吃或少吃加工食品、腌制食品等。

钠过量对身体的危害

- 诱发心力衰竭
- 导致动脉硬化
- 升高血压
- 易致骨质疏松
- 导致水肿

警惕富含钠的食物

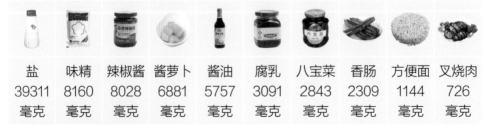

盐	味精	辣椒酱	酱萝卜	酱油	腐乳	八宝菜	香肠	方便面	叉烧肉
39311 毫克	8160 毫克	8028 毫克	6881 毫克	5757 毫克	3091 毫克	2843 毫克	2309 毫克	1144 毫克	726 毫克

注：为每 100 克可食部含量。

糖类 导致肥胖，危害健康
成人每日适宜摄入量：250~400克

对高血压的危害

糖类（即碳水化合物）是人体的热量来源，但糖类摄入过多时，会转化成脂肪储存在体内，使人过于肥胖而导致各类疾病。如果出现了血脂增高，血液黏度增高，可能会导致管腔变得狭窄，引起血压升高。

限糖类的方法

把糖类热量保持在总热量摄入的 50%~65%。

少吃甜食及高热量食物，如糕点、巧克力等。

糖类过量对身体的危害

- 易导致肥胖
- 容易长青春痘
- 引发脂溢性皮炎
- 造成营养不良
- 诱发血脂异常、糖尿病、高血压

警惕富含糖类的食物

白糖	杏脯	大米	蜂蜜	面粉	苹果酱	蛋糕	巧克力	橘汁
99.9克	82.0克	77.2克	75.6克	70.9克	69.0克	67.1克	53.4克	29.6克

注：为每100克可食部含量。

饱和脂肪酸 损伤血管

成人每日适宜摄入量：
低于膳食总热量的 10%

对高血压的危害

从流行病学、临床和基础科学研究中观察到的结果显示，饱和脂肪酸能升高血压。

限饱和脂肪酸的方法

多吃水果、蔬菜、豆类、粗粮等。

减少富含饱和脂肪酸的动物性食物的摄入，如猪肉、牛肉等。

肉类烹制前去掉肥肉和皮，最好用水焯一下，喝汤时撇去浮油。

饱和脂肪酸过量对身体的危害

• 易导致超重、肥胖
• 引发高血压、血脂异常等疾病
• 诱发冠心病、心肌梗死、脑卒中、肾衰竭等

警惕富含饱和脂肪酸的食物

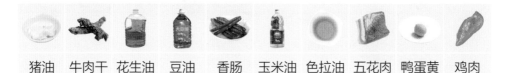

猪油　牛肉干　花生油　豆油　香肠　玉米油　色拉油　五花肉　鸭蛋黄　鸡肉

PART 2

日常饮食
美味与降压兼得

谷薯豆类

燕麦

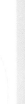

促进代谢，辅助降压

降压关键词	推荐用量
膳食纤维	每餐宜吃 50~100 克。

性味归经

性平，味甘；归肝、脾、胃经。

钠	热量	蛋白质	脂肪	糖类
2.1 毫克	338 千卡	10.1 克	0.2 克	77.4 克

注：为每 100 克可食部含量。后同。

为什么适宜吃

帮助排钠，辅助降血压

燕麦富含的膳食纤维具有吸附钠的作用，可使人体内多余的钠随粪便排出体外，使体内钠的含量降低，从而辅助降血压。

营养师支招

除了用燕麦煮粥外，还可以用燕麦粉与土豆粉做成土豆燕麦饼，然后煎制、焙烤。

营养巧搭配

 ☺

燕麦　　　　花生

补充 B 族维生素和膳食纤维

人群须知

推荐人群：糖尿病、高血压、血脂异常、动脉硬化患者；多汗者。

慎食人群：消化功能不良者。

总热量
510千卡

蛋白质
17克

脂肪
14克

糖类
84克

花生燕麦粥 ②人份

材料 燕麦片 100 克，花生仁 25 克，黑芝麻
5 克。

做法

1 炒锅置火上，烧热，分别放入花生仁、黑芝
麻炒熟，盛出，凉凉，碾碎；燕麦片淘洗
干净。

2 锅置火上，加适量清水烧沸，放入燕麦片煮
成稠粥，撒上花生碎和黑芝麻碎即可。

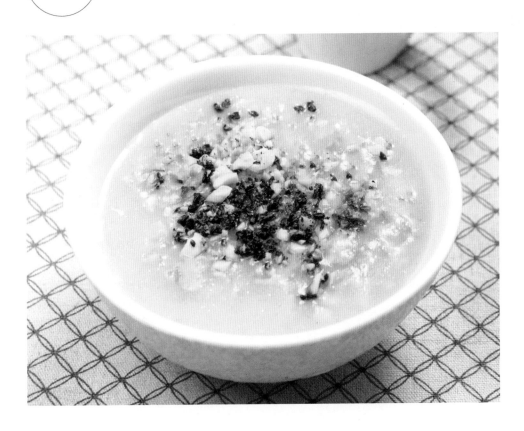

荞麦

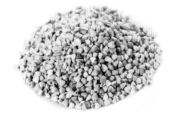

抗氧化，有助于降血压

降压关键词	推荐用量
芦丁、钾	每餐宜吃 50 克。

性味归经

性凉，味甘；归脾、胃、大肠经。

钠	热量	蛋白质	脂肪	糖类
4.7 毫克	337 千卡	9.3 克	2.3 克	73.0 克

为什么适宜吃

抗氧化，有助于降血压

荞麦中含有的芦丁能够抑制血压上升，具有抗氧化作用。此外，其所含的钾可促进钠的排出，有助于降血压。

营养师支招

最简单直接的食用方法就是煮荞麦粉，煮成糊喝，但煮的时间不宜过长，煮至松软即可食用，最好把汤也喝掉，因为汤汁里溶有芦丁。

人群须知

推荐人群：肥胖症患者；便秘患者。
慎食人群：脾胃虚寒、消化功能不良者。

营养巧搭配

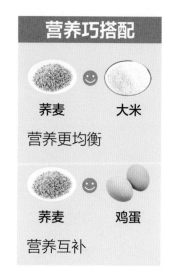

荞麦 😊 大米
营养更均衡

荞麦 😊 鸡蛋
营养互补

总热量
788千卡

蛋白质
33克

脂肪
11克

糖类
146克

荞麦素馅蒸饺 ②人份

材料 荞麦粉200克，韭菜100克，鸡蛋1个（约60克）。

调料 姜末、香油各适量，盐2克。

做法

1 鸡蛋打入碗内，打散，煎成蛋饼，铲碎；韭菜择洗干净，切末。

2 将鸡蛋、韭菜末、姜末放入盆中，加盐、香油拌匀，调成馅。

3 荞麦粉放入盆内，用温水和成软硬适中的面团，擀成饺子皮，包入馅，收边捏紧，做成饺子生坯，送入烧沸的蒸锅中火蒸20分钟即可。

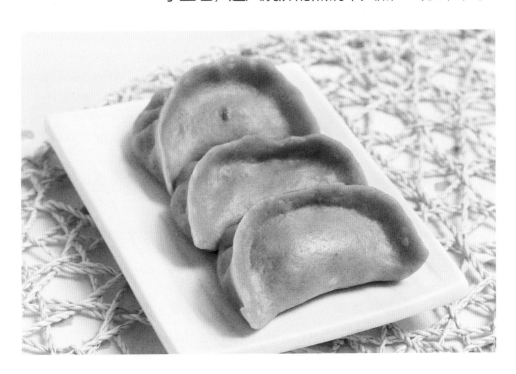

糙米

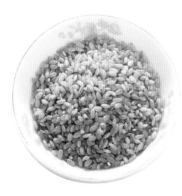

加速钠的代谢

降压关键词		推荐用量	
γ-氨基丁酸		每餐宜吃 50 克。	

性味归经

性平，味甘；归脾、胃经。

钠	热量	蛋白质	脂肪	糖类
5.4 毫克	348 千卡	7.7 克	2.7 克	75.0 克

为什么适宜吃

加速钠的代谢，从而有助于降血压

糙米中含有的 γ-氨基丁酸可抑制交感神经活动，增强肾脏功能，加速钠的代谢，从而有助于降血压。

营养师支招

糙米口感较粗，质地紧密，因此在煮前将糙米用冷水浸泡一夜，用高压锅煮半小时以上，能更好地促进人体吸收营养，减轻肠胃负担。

营养巧搭配

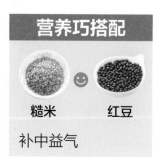

糙米 ☺ 红豆

补中益气

人群须知

推荐人群： 中老年；便秘患者；血脂异常患者。

慎食人群： 脾胃虚寒、消化功能差者；经常腹泻者。

红豆薏米糙米饭 ②人份

材料 糙米 80 克，薏米、红豆各 40 克。

做法

1 薏米、糙米、红豆分别淘洗干净，用清水浸泡 4~6 小时。

2 把薏米、红豆和糙米一起倒入电饭锅中，倒入没过食材 2 个指腹的水，盖上锅盖，按下"蒸饭"键，蒸至电饭锅提示米饭蒸好即可。

蛋白质
14克

脂肪
2克

糖类
76克

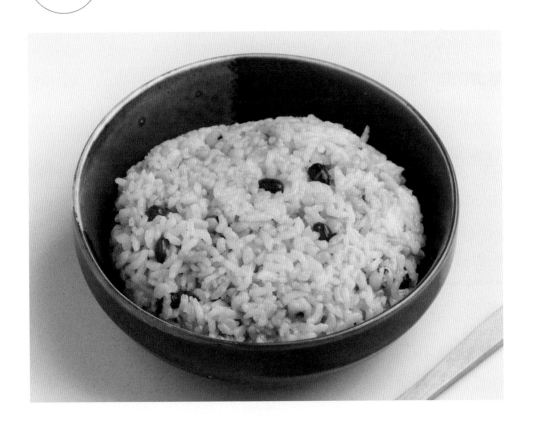

小米

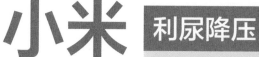

利尿降压

降压关键词	性味归经
B 族维生素、膳食纤维、钙	性凉，味甘、咸；归脾、胃、肾经。

推荐用量

每餐宜吃 50~100 克。

钠	热量	蛋白质	脂肪	糖类
4.3 毫克	361 千卡	9.0 克	3.1 克	75.1 克

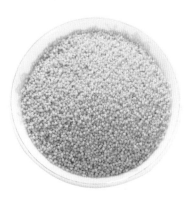

为什么适宜吃

抑制血管收缩，有助于降血压

小米所含的 B 族维生素、膳食纤维及钙等多种营养成分，能起到抑制血管收缩、降血压的作用。此外，小米对脾胃虚弱、消化不良、小便不利的高血压患者可起到调养身体的作用。

营养师支招

小米性微寒，体质虚寒者应少吃，气滞者忌食。另外，小米粥不要熬得太稀，熬得稍微稠一些，更有利于营养吸收。

营养巧搭配

小米 ☺ 肉类

补充赖氨酸

人群须知

推荐人群：高血压、糖尿病、血脂异常患者；消化功能不良者。

慎食人群：气滞者、素体虚寒者；小便清长者。

南瓜小米粥 ②人份

材料 小米70克，南瓜150克，干银耳1小朵。

调料 冰糖适量。

做法

1 南瓜去皮去瓤，切小块；银耳提前泡发，洗净，撕小碎片。

2 小米淘洗干净。

3 将小米、南瓜块、银耳一起倒入锅内，加适量清水，大火烧开后，转小火煮20~30分钟，加冰糖调味即可。

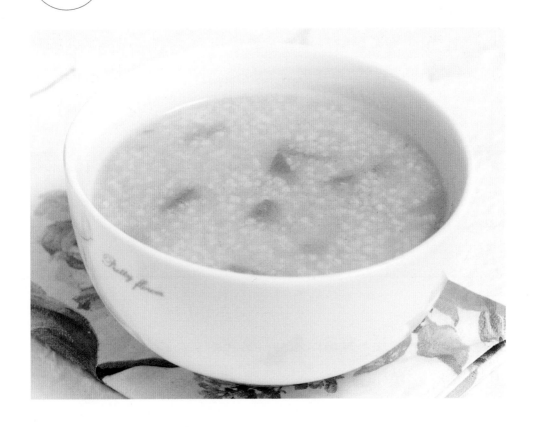

薏米

调脂降压

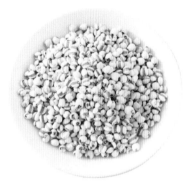

降压关键词	推荐用量
维生素、膳食纤维	每餐宜吃 30 克。

性味归经

性凉，味甘、淡；归脾、胃、肺经。

钠	热量	蛋白质	脂肪	糖类
3.6 毫克	361 千卡	12.8 克	3.3 克	71.1 克

为什么适宜吃

扩张血管，有助于降血压

薏米富含维生素及膳食纤维等营养成分，具有较好的降脂祛湿、健脾养胃、清热润肺等功效，尤其适合脾胃虚弱的高血压患者食用。

营养师支招

煮薏米粥时，先用大火把水烧开，放入泡好的薏米，再用小火慢熬，这样熬出的粥又香又糯，特别好喝。

营养巧搭配

 😊

薏米　　红豆

适合脾胃虚弱的高血压患者

人群须知

推荐人群： 糖尿病、高血压患者；关节炎、急慢性肾炎水肿患者。

慎食人群： 遗精、遗尿者。

总热量
899千卡

蛋白质
54克

脂肪
53克

糖类
52克

苦瓜薏米排骨汤 ②人份

材料 薏米 60 克，排骨 250 克，苦瓜 100 克。

调料 大料、姜片、葱段、料酒各适量，盐 2 克。

做法

1 薏米淘洗干净，用清水泡 3 小时左右；苦瓜去除内膜和子，切小块；排骨洗净，剁小块。

2 水烧开后放入排骨块，加入大料、姜片、料酒焯烫几分钟。

3 将焯烫好的排骨块和泡好的薏米、姜片、葱段放入炖锅，加入适量水，大火煮开后转中小火煲 1.5 小时，加入苦瓜块继续煲制 15 分钟，加入盐调味即可。

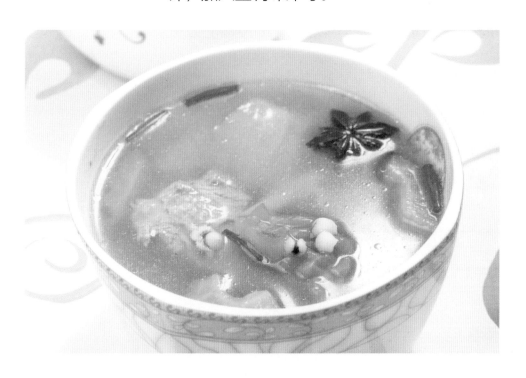

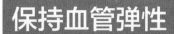

玉米

保持血管弹性

降压关键词	推荐用量
维生素 E、亚油酸	鲜玉米每餐宜吃 100 克。玉米面每餐宜吃 50～100 克。

性味归经

性平，味甘；归脾、胃经。

钠	热量	蛋白质	脂肪	糖类
1.1 毫克	112 千卡	4.0 克	1.2 克	22.8 克

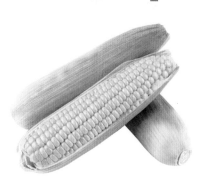

为什么适宜吃

保持血管弹性

玉米中所含的亚油酸和维生素 E 有协同作用，可降低血液胆固醇浓度并防止其沉积于血管壁，有助于保持血管弹性、降血压。

营养师支招

蒸、煮玉米虽然也会损失部分维生素 C，但相较其他烹饪方式，能保存更多的营养成分。

营养巧搭配

玉米 ☺ 虾仁

补钾、补钙

人群须知

推荐人群："三高"、冠心病等心血管疾病患者；癌症患者；习惯性便秘患者；慢性肾炎水肿患者。

慎食人群：胃肠功能较弱者。

总热量 **719**千卡	
蛋白质 **28**克	
脂肪 **2**克	
糖类 **162**克	

什锦玉米 ③人份

材料 熟玉米粒200克，番茄50克，虾仁、芹菜、柿子椒各25克。

调料 柠檬汁、胡椒粉各适量，盐2克。

做法

1 番茄洗净，切瓣；虾仁洗净，焯熟；芹菜择洗干净，入沸水中焯2分钟，捞出，凉凉，沥干水分，切丁；柿子椒洗净，去蒂除子，切丝。

2 取盘，放入熟玉米粒、番茄、熟虾仁、芹菜丁和柿子椒丝，用橄榄油、柠檬汁、盐、胡椒粉调味即可。

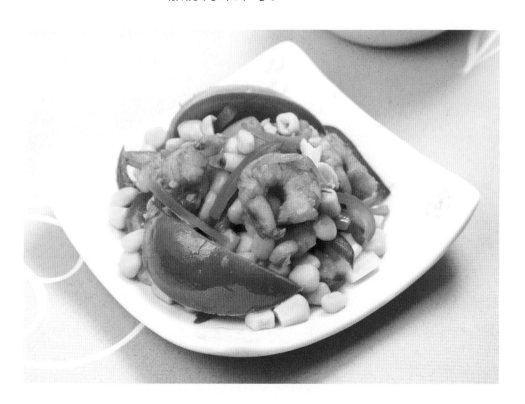

红薯

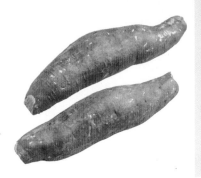

保持血管弹性

降压关键词		推荐用量
黏蛋白		每餐宜吃50~100克。

性味归经

性平，味甘；归脾、胃、大肠经。

钠	热量	蛋白质	脂肪	糖类
70.9毫克	61千卡	0.7克	0.2克	15.3克

为什么适宜吃

促进胆固醇的排泄，保持血管弹性

红薯切开后会渗出白色的浆状物质，这种物质是黏蛋白，它能保护黏膜，促进胆固醇排泄，保持血管弹性，有助于降血压。

营养师支招

红薯缺少蛋白质和脂质，因此要搭配蔬果及蛋白质食物一起吃，才不会营养失衡。

人群须知

推荐人群： 便秘患者；高血压患者。
慎食人群： 胃酸过多者。

营养巧搭配

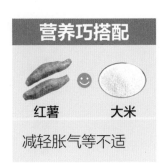

红薯　　　　大米

减轻胀气等不适

红薯菜饭 ③人份

总热量 **625**千卡	

蛋白质 **25**克

脂肪 **2**克

糖类 **131**克

材料　香米 150 克，油菜 80 克，红薯 100 克，虾仁 20 克。

调料　姜末、鸡汤各适量，盐 1 克。

做法

1 香米洗净，沥干待用；油菜洗净，切块；红薯洗净，去皮，切小块；虾仁用温水泡发，沥干，切碎。

2 锅中倒油烧热，放入虾碎和姜末炒香，放入香米同炒，炒至透明；加入鸡汤，没过米饭即可；将红薯块放在米饭上；加盖转小火焖至水干红薯块熟，放入油菜块炒软，加入适量盐炒匀即可。

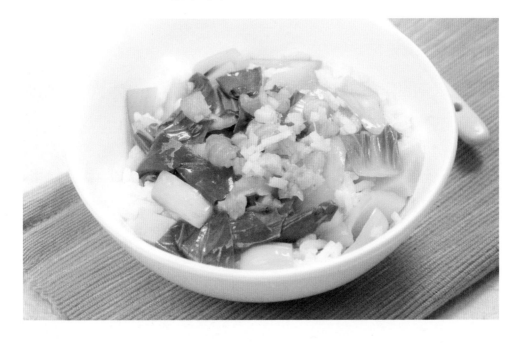

土豆

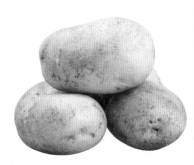

促进钠排出

降压关键词	推荐用量
钾	作为主食每餐宜吃 50~100 克。

性味归经

性平，味甘；归胃、大肠经。

钠	热量	蛋白质	脂肪	糖类
5.9 毫克	81 千卡	2.6 克	0.2 克	17.8 克

为什么适宜吃

将钠排出体外，防止血压升高

土豆富含钾，每 100 克土豆中的钾含量高达 347 毫克，有助于将钠排出体外，防止血压升高。

营养师支招

熬土豆汁能缓解高血压、贫血。将土豆洗干净后，带皮切成圆片放入锅中，加入水，煮开后撇去浮沫，转小火煮 1 小时，再用滤纸过滤煮好的土豆汁，早晚各饮用 1 杯。

人群须知

推荐人群： 胃病、湿疹、便秘患者。
慎食人群： 糖尿病患者。

营养巧搭配

土豆　　牛肉

补虚强体

总热量
460千卡

蛋白质
45克

脂肪
18克

糖类
32克

土豆片炒牛肉 ②人份

材料 土豆150克, 牛肉200克, 柿子椒100克。

调料 料酒、淀粉各适量, 盐2克。

做法

1 牛肉洗净, 切丝, 加盐、淀粉、料酒腌渍片刻; 土豆去皮, 洗净, 切片, 用清水浸泡, 捞出沥水; 柿子椒洗净, 去蒂除子, 切丝。

2 锅内倒植物油烧至七成热, 放入牛肉丝炒熟, 捞出沥油; 土豆片放入微波炉中高火加热4分钟后取出。

3 锅内放油烧热, 放入土豆片, 加盐炒匀; 放入柿子椒丝炒熟; 放入牛肉丝炒匀即可。

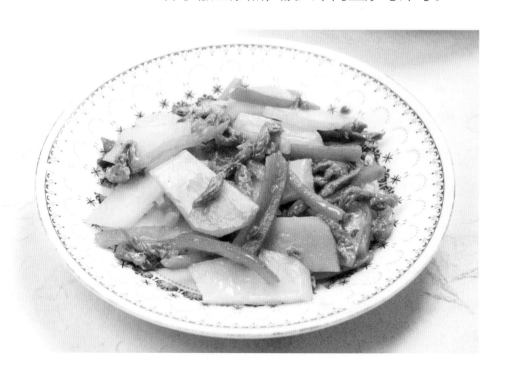

绿豆

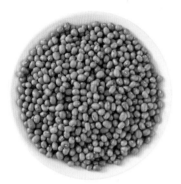

利尿降压

降压关键词	推荐用量
钾	每餐宜吃25克。

性味归经

性寒，味甘；归心、胃经。

钠	热量	蛋白质	脂肪	糖类
3.2毫克	329千卡	21.6克	0.8克	62.0克

为什么适宜吃

减小血液对血管壁的压力，辅助降压

绿豆富含钾，有利尿功效，从而减小血液对血管壁的压力，起到辅助降压的作用。

营养师支招

煮绿豆时应不时地用汤勺搅拌一下，以免煳锅，加入莲叶、菊花，降压降脂效果会更明显。

营养巧搭配

绿豆 ☺ 木耳

清热生津、降血压

人群须知

推荐人群： 热性体质者，高血压患者；有毒环境下工作者。

慎食人群： 脾胃虚寒者；泄泻者。

荸荠绿豆粥 ②人份

材料 荸荠 150 克，绿豆 50 克，大米 30 克。

调料 冰糖、柠檬汁各适量。

做法

1 荸荠洗净，去皮，切碎；绿豆洗净，浸泡 4 小时后蒸熟；大米淘洗干净，浸泡 30 分钟。

2 锅置火上，倒入荸荠碎、冰糖、柠檬汁和清水，煮成汤水。

3 另取锅置火上，倒入适量清水烧开，加大米煮熟，加入蒸熟的绿豆稍煮，倒入荸荠汤水搅匀即可。

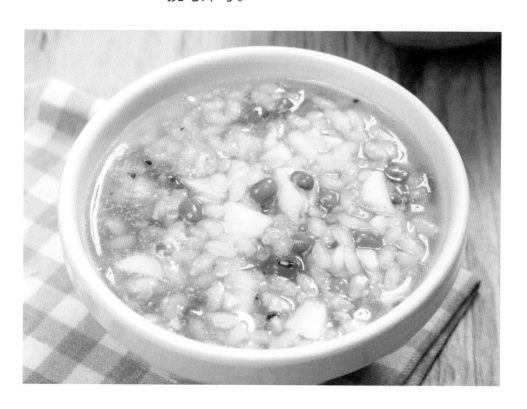

黄豆

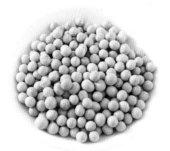

促进排钠，降血压

降压关键词	推荐用量
钾	每餐宜吃 25～30 克。

性味归经

性平，味甘；归脾、胃、大肠经。

钠	热量	蛋白质	脂肪	糖类
2.2 毫克	390 千卡	35.0 克	16.0 克	34.2 克

为什么适宜吃

促进排钠，扩张血管，降血压

黄豆富含的钾能促进钠的排出，扩张血管，降血压。长期服用含有利尿成分的降压药（有排钾作用）的高血压患者，经常吃点黄豆，对及时补充钾很有帮助。

营养师支招

将黄豆做成豆浆后，豆渣不要丢掉，可将豆渣加面粉或玉米面做成窝头，更有利于吸收其中的营养成分。

营养巧搭配

黄豆　　　玉米

更好地吸收蛋白质

人群须知

推荐人群： 糖尿病和心血管病患者；肥胖症患者。

慎食人群： 肾病患者；痛风患者。

海带黄豆粥 ②人份

材料 大米 80 克，海带丝 50 克，黄豆 40 克。

调料 葱末适量，盐 1 克。

做法

1 黄豆洗净，用水浸泡 6 小时；大米淘洗干净，用水浸泡 30 分钟；海带丝洗净。

2 锅置火上，加入清水烧开，再放入大米和黄豆，大火煮沸后转小火慢慢熬煮至七成熟，放入海带丝煮约 10 分钟，加盐调味，最后撒入葱末即可。

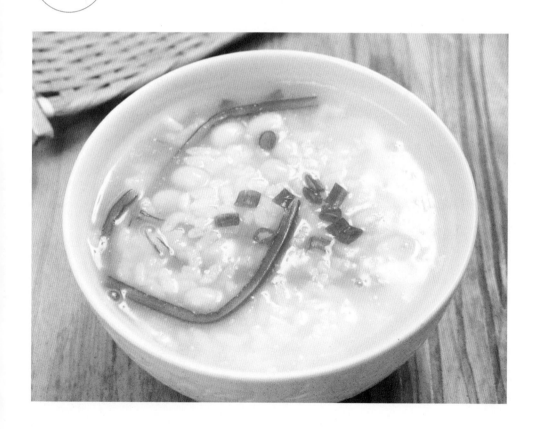

蔬菜类

菠菜

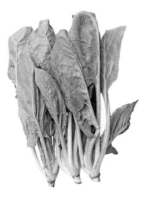

保护血管

降压关键词	推荐用量
镁、钾	每餐宜吃100~150克。

性味归经

性凉，味甘；归大肠、胃、肝经。

钠	热量	蛋白质	脂肪	糖类
85.2毫克	28千卡	2.6克	0.3克	4.5克

为什么适宜吃

富含镁、钾，有助于降血压

菠菜中含有的镁能稳定血管平滑肌细胞膜的钙通道，排出钙离子，泵入钾离子；加上菠菜本身也含钾，能限制钠内流，减少应激诱导的去甲肾上腺素的释放，从而起到降压作用。

营养师支招

菠菜有助于降压，但其富含草酸，会影响人体对钙的吸收，所以烹调菠菜前宜焯水。

营养巧搭配

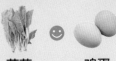

菠菜　　　　鸡蛋

提高维生素 B_{12} 吸收率

人群须知

推荐人群：高血压患者；痔疮便血者；贫血及坏血病患者。

慎食人群：肾炎和肾结石患者。

清炒菠菜 ②人份

材料　菠菜 300 克。

调料　葱花、蒜末各适量，盐 2 克。

做法

1 菠菜择洗干净，入沸水中焯烫 30 秒，捞出，过凉，切段。

2 炒锅置火上，倒入适量植物油，待油温烧至七成热，放葱花炒香，放入菠菜段翻炒均匀，用盐、蒜末调味即可。

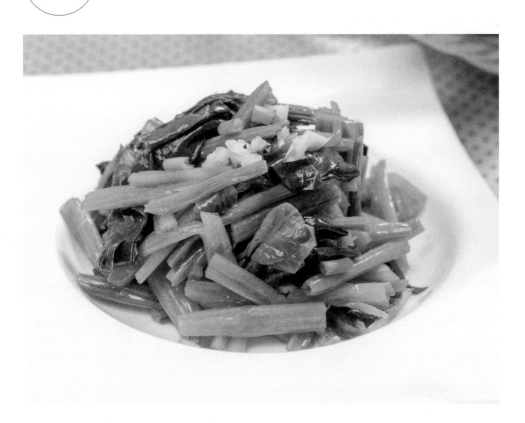

油菜

富含钾和钙，利于降压

降压关键词	推荐用量
钾、钙	每餐宜吃100~150克。

性味归经

性凉，味甘；归肝、脾、肺经。

钠	热量	蛋白质	脂肪	糖类
73.7 毫克	14 千卡	1.3 克	0.5 克	2.0 克

为什么适宜吃

富含钙、钾，可降血压

油菜富含钙，流行病学研究证实，人体缺钙会引起血压升高，钙摄入量低者血压高，反之则血压低。油菜所含的钾还能避免高血压对动脉壁造成损伤。

营养师支招

锅中水开后放入洗好的油菜，滴几滴香油，盖上盖煮1~2分钟，出锅淋点生抽即可。这样烹饪可减少用油量，避免脂肪摄入过多。

人群须知

推荐人群： 血脂异常、高血压患者；口腔溃疡患者。

慎食人群： 眼疾患者；便溏者。

营养巧搭配

 😊

油菜　　　　香菇

促进肠道蠕动

蒜香油菜 *1*人份

材料　油菜150克，蒜瓣25克。

调料　葱花适量，盐1克。

做法

1　油菜择洗干净，对半切开；蒜瓣去皮，洗净，切末。

2　炒锅置火上，倒入适量植物油，待油温烧至七成热，放入葱花炒香，倒入油菜翻炒2分钟，用盐、蒜末调味即可。

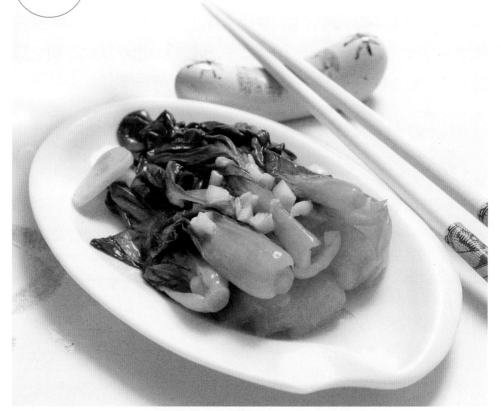

茼蒿

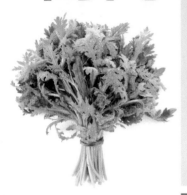

抗氧化，控血压

降压关键词	推荐用量
挥发油	每餐宜吃50~100克。

性味归经

性平（生用偏凉），味辛、甘；归脾、胃经。

钠	热量	蛋白质	脂肪	糖类
161.3毫克	24千卡	1.9克	0.3克	3.9克

为什么适宜吃

辅助治疗脾胃不和引起的原发性高血压

茼蒿中的挥发油有健脾胃的功效，有利于辅助治疗脾胃不和引起的原发性高血压，改善眩晕胸闷、食少痰多等症状。

营养师支招

用鲜茼蒿榨汁，每天喝2次，一次喝1杯，可以缓解因高血压而引起的头晕。

营养巧搭配

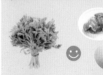

茼蒿　　　　肉、蛋

促进胡萝卜素的吸收和利用

人群须知

推荐人群： 高血压、贫血患者。

慎食人群： 脾虚腹泻者。

双仁拌茼蒿 ②人份

材料 茼蒿200克，松子仁10克，花生仁25克。

调料 香油适量，盐1克。

做法

1 茼蒿择洗干净，入沸水中焯1分钟，捞出，凉凉，沥干水分，切段；松子仁和花生仁挑去杂质，花生仁切碎。

2 炒锅置火上烧热，分别放入松子仁和花生仁炒熟，取出，凉凉。

3 取盘，放入茼蒿段，用盐和香油拌匀，撒上松子仁和花生仁即可。

蛋白质
11克

脂肪
18克

糖类
15克

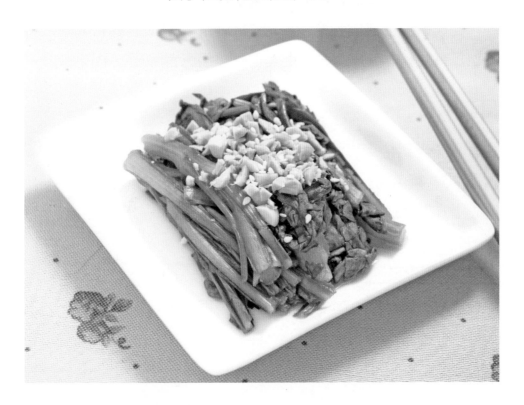

荠菜

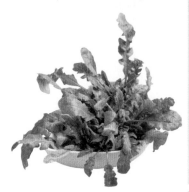

护肝，利尿

降压关键词	推荐用量
胆碱、乙酰胆碱	每餐宜吃 50~100 克。

性味归经

性凉，味甘；归肝、脾、肺经。

钠	热量	蛋白质	脂肪	糖类
31.6 毫克	31 千卡	2.9 克	0.4 克	4.7 克

为什么适宜吃

对肝阳上亢型高血压患者降压效果较好

现代药理研究证实，荠菜含有丰富的胆碱、乙酰胆碱等成分，对降血压有益，尤其对于肝阳上亢型高血压患者降压效果较好。

营养师支招

春季采集荠菜全草，洗净晾干后切碎，每次取 10~15 克用沸水冲泡，可辅助治疗肝阳上亢型高血压。

营养巧搭配

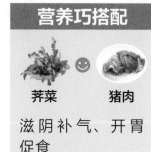

荠菜　　猪肉

滋阴补气、开胃促食

人群须知

推荐人群： 糖尿病、高血压、冠心病患者；肥胖症患者。

慎食人群： 体质虚寒者。

苦瓜荠菜猪肉汤 ②人份

材料　苦瓜 250 克，猪瘦肉 100 克，荠菜 50 克。

调料　料酒适量，盐 2 克。

做法

1　苦瓜洗净，剖开去瓤，切薄片；荠菜洗净，切碎；猪瘦肉洗净，切薄片，用适量盐、料酒腌制拌匀。

2　煮锅中加入适量清水，放入肉片煮沸，再加入苦瓜片、荠菜碎同煮至熟，放入盐调味即可。

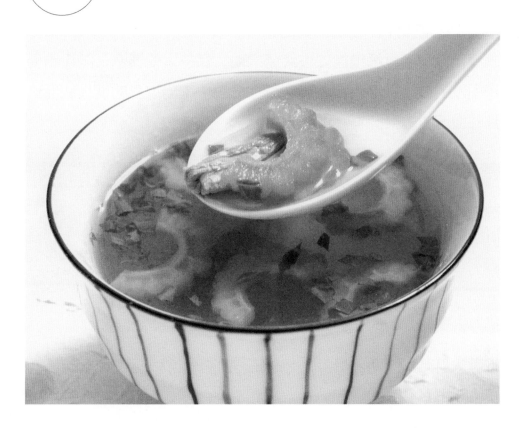

豌豆苗

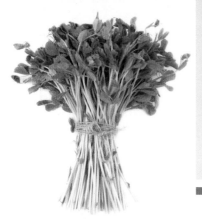

防止因便秘引发血压升高

降压关键词
膳食纤维、钾

推荐用量
每餐宜吃50～100克。

性味归经
性平，味甘；归脾、胃、大肠经。

钠	热量	蛋白质	脂肪	糖类
20.9毫克	32千卡	4.8克	0.8克	2.6克

为什么适宜吃

含膳食纤维和钾，可辅助降血压

豌豆苗中的膳食纤维能促进大肠蠕动，保持大便通畅，防止由便秘引发的血压升高；含有的钾可促进人体排出过多的钠，从而达到降血压的效果。

营养师支招

高血压患者如果摄入过多油腻食物，可以吃一些凉拌豌豆苗，一方面给肠胃消脂解腻，另一方面可促进肠道蠕动。

营养巧搭配

豌豆苗	☺	猪肉

减少脂肪摄入

人群须知

推荐人群：动脉硬化患者；高血压、血脂异常和糖尿病患者。

慎食人群：湿热体质者。

凉拌豌豆苗 ②人份

材料 豌豆苗 200 克。

调料 蚝油、白糖、香油各适量，盐 1 克。

做法

1 豌豆苗择洗干净，放入沸水锅中烫熟后捞出，过凉，沥去水分，切段，放入盘中，撒上盐拌匀。

2 取小碗一只，放入蚝油、白糖、香油，调成味汁，浇在腌好的豌豆苗上即可。

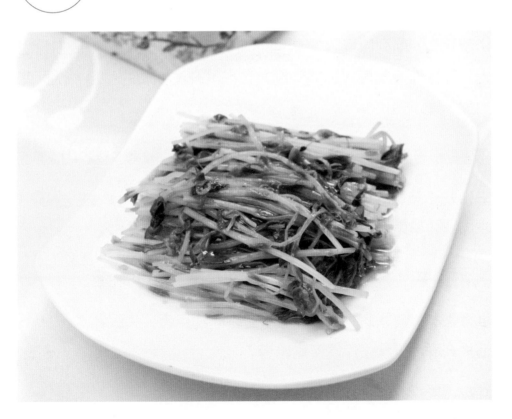

洋葱

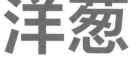

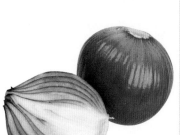

降低血液黏度，调控血压

降压关键词		推荐用量	
前列腺素 A		每餐宜吃 50~100 克。	

性味归经				
性温，味辛、甘；归肝、脾、胃、肺经。				

钠	热量	蛋白质	脂肪	糖类
4.4 毫克	40 千卡	1.1 克	0.2 克	9.0 克

为什么适宜吃

减少外周血管阻力，降低血液黏度

洋葱含有的前列腺素 A 是较强的血管扩张剂，能减少外周血管阻力，降低血液黏度，还能抑制儿茶酚等升压物质的作用，从而使血压下降。

营养师支招

坚持吃洋葱，有助于防治心血管疾病。生吃凉拌效果更佳。

营养巧搭配

 ☺

洋葱　　　　肉类

提高维生素 B$_1$ 的吸收利用率

人群须知

推荐人群：糖尿病、高血压患者；哮喘病患者；失眠者。

慎食人群：皮肤瘙痒性疾病患者。

洋葱炒牛肉 ②人份

材料 洋葱 150 克，牛瘦肉 100 克。

调料 葱花、料酒、水淀粉各适量，盐 2 克。

做法

1 洋葱去老膜，洗净，切丝；牛肉洗净，切片，加料酒和水淀粉抓匀，腌渍 15 分钟。

2 炒锅置火上，倒入适量植物油，待油温烧至七成热，放葱花炒香，放入牛肉片滑熟，淋入适量清水。

3 加洋葱丝炒熟，用盐调味即可。

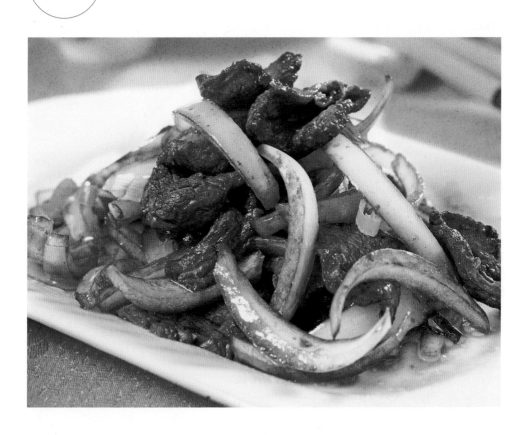

番茄

保护血管，利尿降压

降压关键词	推荐用量
芦丁、番茄红素、钾	每餐宜吃100~150克。

性味归经

性凉，味甘、酸；归肝、肺、胃经。

钠	热量	蛋白质	脂肪	糖类
9.7毫克	15千卡	0.9克	0.2克	3.3克

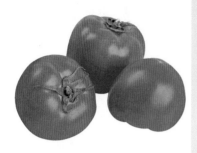

为什么适宜吃

促进钠排出，利于降血压

番茄中的钾有排钠利尿作用，从而降低血压。番茄所含的芦丁和番茄红素，有利于保护血管。

营养师支招

番茄做熟后，其中的番茄红素更易吸收。

人群须知

推荐人群： 肥胖症患者；高胆固醇血症患者；前列腺癌患者。

慎食人群： 脾胃虚寒者。

营养巧搭配

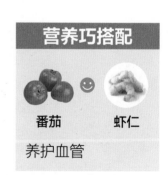

番茄　😊　虾仁

养护血管

番茄炒虾仁 ②人份

材料 番茄 250 克，虾仁 100 克。

调料 葱段、蛋清、水淀粉各适量，盐 2 克。

做法

1 番茄洗净，去蒂，切丁；虾仁洗净，用蛋清和水淀粉拌匀。

2 炒锅置火上，倒入适量植物油，待油温烧至七成热，放入葱段炒香，加虾仁滑熟，翻炒均匀。

3 加适量清水烧至熟透，倒入番茄丁翻炒 3 分钟，用盐调味即可。

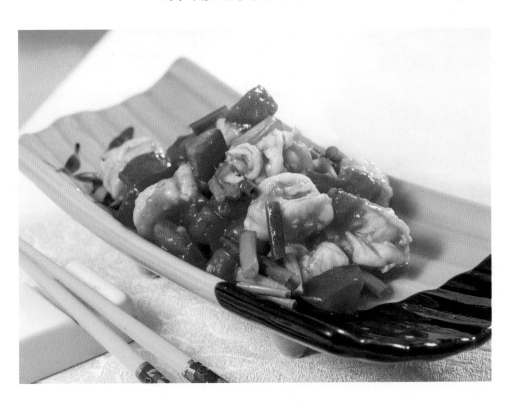

紫甘蓝

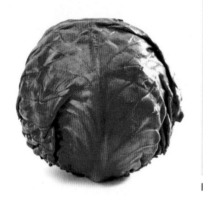

促进钠排出，利于降压

降压关键词		推荐用量
钾		每餐宜吃50~100克。

性味归经

性平，味甘；归脾、胃经。

钠	热量	蛋白质	脂肪	糖类
27.0毫克	25千卡	1.2克	0.2克	6.2克

为什么适宜吃

促进钠排出，利于降血压

紫甘蓝是钾的良好来源，每百克紫甘蓝含钾177毫克。钾能和人体血液中的钠进行置换反应，将钠排出体外，有利于降血压。

营养师支招

紫甘蓝与白醋同食，可改善和调节身体新陈代谢，有助于减肥。

营养巧搭配

紫甘蓝　　　海蜇

清热促食、利于降压

人群须知

推荐人群：糖尿病、高血压患者；动脉硬化患者；肥胖症患者。

慎食人群：胃病患者；瘙痒症患者。

海蜇拌紫甘蓝 ②人份

材料 海蜇皮 150 克，紫甘蓝、黄瓜各 100 克。

调料 蒜末、醋、生抽、香油适量，盐 1 克。

做法

1 海蜇皮放凉水中泡一下，洗净，切条；紫甘蓝、黄瓜洗净后分别切丝。

2 蒜末、醋、生抽、香油、盐对成调味汁，与所有材料拌匀，放入冰箱冷藏后味道更佳。

蛋白质
8克

脂肪
1克

糖类
15克

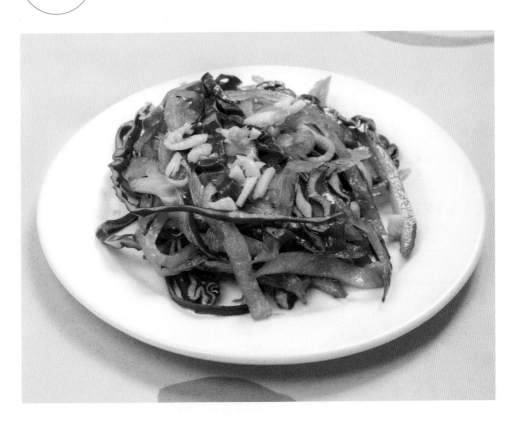

西蓝花

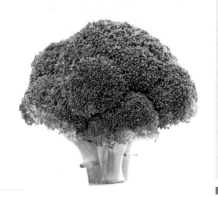

清除自由基，调控血压

降压关键词	推荐用量
维生素 C、叶绿素	每餐宜吃50~100 克。

性味归经

性平，味甘；归肾、脾、胃经。

钠	热量	蛋白质	脂肪	糖类
46.7毫克	27千卡	3.5克	0.6克	3.7克

为什么适宜吃

可清除自由基，调控血压

西蓝花中维生素 C 和叶绿素的含量都很高，具有抗氧化作用，可清除自由基，保护血管，有助于调控血压。

营养师支招

西蓝花煮后颜色会变得更加鲜艳，但在烫西蓝花时，时间不宜太长，否则会失去脆感，营养也会大打折扣。

营养巧搭配

西蓝花　　虾仁

补钙壮骨

人群须知

推荐人群： 脾胃虚弱者；消化功能不良者。

慎食人群： 痛风患者或尿酸过高者。

西蓝花炒虾仁 ②人份

材料 西蓝花150克，虾仁100克。

调料 蒜末、料酒各适量，盐2克。

做法

1 西蓝花洗净，去粗茎，分成小朵，粗茎削除厚片，切小块，放入加了盐的沸水中烫过，捞出沥水；虾仁洗净。

2 锅内倒植物油烧热，放入蒜末炒香，加虾仁，中火拌炒，待虾仁变色后，淋上少许料酒，放入西蓝花，用大火迅速爆炒，加盐调味即可。

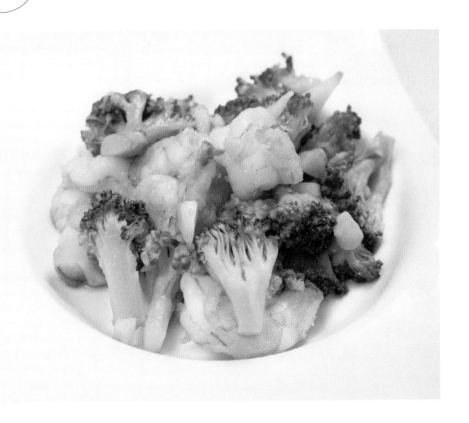

芦笋

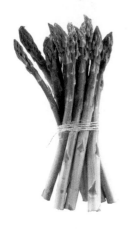

补钾控压

降压关键词		推荐用量		
天冬酰胺、槲皮黄酮		每餐宜吃 50~100 克。		

性味归经

性寒，味甘；归肺、胃经。

钠	热量	蛋白质	脂肪	糖类
12.4 毫克	19 千卡	2.6 克	0.1 克	3.3 克

为什么适宜吃

扩张末梢血管，辅助降血压

芦笋中的天冬酰胺可扩张末梢血管，降低血压；所含的槲皮黄酮有增强毛细血管弹性、抗血小板凝集等作用，从而达到降血压的效果。

营养师支招

芦笋中的叶酸很容易被破坏，所以若用来补充叶酸应避免高温烹煮，可用微波炉小功率热熟。

营养巧搭配

芦笋 草菇

促食通便、利尿控压

人群须知

推荐人群：糖尿病、高血压患者；动脉硬化患者；便秘患者。

慎食人群：体质虚寒者；过敏体质者。

芦笋烧草菇 ②人份

材料　芦笋150克，草菇100克。

调料　葱花、水淀粉各适量，盐2克。

做法

总热量
56千卡

蛋白质
7克

脂肪
1克

糖类
9克

1 芦笋择洗干净，切段；草菇洗净，撕成条状，放入沸水中焯透，捞出；取小碗，放盐、水淀粉搅匀，制成芡汁。

2 锅置火上，倒入适量植物油，待油温烧至七成热，放葱花炒香，放入芦笋段炒熟。

3 倒入草菇炒熟，淋入芡汁炒匀即可。

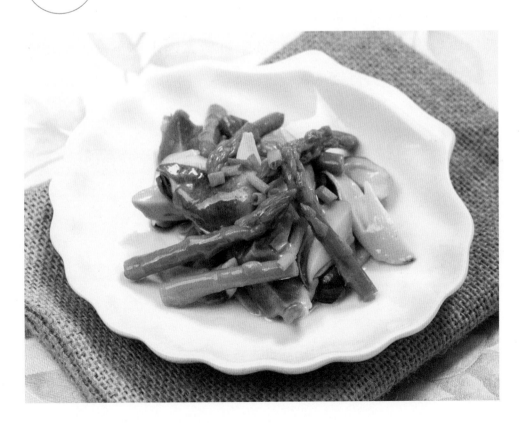

莴笋

帮助稳定血压

降压关键词	推荐用量
钾	每餐宜吃50~100克。

性味归经

性微寒，味甘、微苦；
归胃、大肠经。

钠	热量	蛋白质	脂肪	糖类
36.5毫克	15千卡	1.0克	0.1克	2.8克

为什么适宜吃

高钾低钠，利于稳定血压

莴笋含钾丰富而钠含量低，有利于维持体内水钠平衡，稳定血压，对高血压患者有益。

营养师支招

莴笋去皮凉拌，味道清脆。莴笋性寒凉，脾胃虚寒者不宜多食。

人群须知

推荐人群：高血压、心脏病患者；感冒咳嗽者。

慎食人群：脾胃虚寒者；腹泻便溏者。

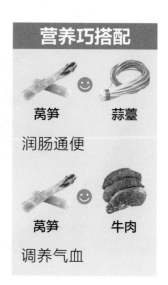

营养巧搭配

莴笋 😊 蒜薹

润肠通便

莴笋 😊 牛肉

调养气血

凉拌莴笋 ②人份

材料　莴笋 200 克。

调料　花椒、醋、白糖、香油各适量，盐 2 克。

做法

1 莴笋去皮、叶，洗净，切细丝，放于盘中；油烧热，放入花椒炸出香后捞出花椒不要。

2 将花椒油与其余调料调匀，淋在莴笋丝上即可。

蛋白质
2克

脂肪
1克

糖类
6克

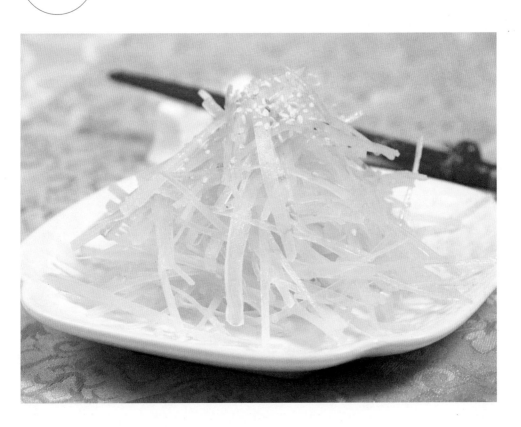

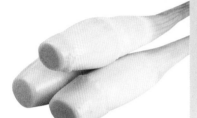

茭白

补钾排钠，稳定血压

降压关键词	推荐用量
钾	每餐宜吃 50~100 克。

性味归经

性寒，味甘；归肝、脾、肺经。

钠	热量	蛋白质	脂肪	糖类
5.8 毫克	26 千卡	1.2 克	0.2 克	5.9 克

为什么适宜吃

富含钾，有稳定血压的作用

茭白富含钾，进入人体可以对抗钠所引起的升压和血管损伤。高血压患者，尤其是服用利尿药的患者常吃茭白有利于稳定血压。

营养师支招

茭白可以凉拌，高血压患者夏季食用较为适宜，可清热通便、除烦。

人群须知

推荐人群：高血压、黄疸性肝炎、糖尿病患者；饮酒过量者。

慎食人群：脾胃虚寒、腹泻者。

营养巧搭配

茭白 😊 番茄

利尿降压

茭白 😊 香菇

增进食欲、助消化

香菇茭白汤 ②人份

材料 茭白 150 克，鲜香菇 50 克。

调料 葱花适量，盐 2 克。

做法

1 茭白去皮，洗净，切片；鲜香菇去蒂，洗净，入沸水中焯透，捞出，切丝。

2 锅置火上，倒入适量植物油，待油温烧至七成热，放葱花炒香，放入茭白片和香菇丝翻炒均匀，加适量清水煮至茭白片熟透，用盐调味即可。

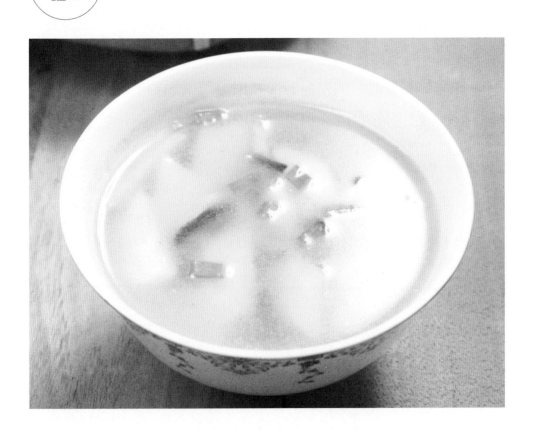

胡萝卜

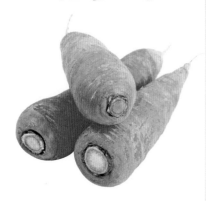

保护肝脏，调节血压

降压关键词		推荐用量
槲皮素、山柰酚、琥珀酸钾盐		每餐宜吃50~100克。

性味归经

性平（生者偏凉），味甘；归肺、脾经。

钠	热量	蛋白质	脂肪	糖类
25.1毫克	46千卡	1.4克	0.2克	10.2克

为什么适宜吃

保护肝脏，调节血压

胡萝卜含有槲皮素、山柰酚等，能增加冠状动脉血流量、降低血脂，促进肾上腺素合成，具有调节血压的作用。其所含琥珀酸钾盐是降低血压的有效成分。

营养师支招

胡萝卜和大米煮粥食用有利于降血压。

人群须知

推荐人群：高血压、糖尿病、血脂异常患者；夜盲症、干眼症患者。

慎食人群：皮肤黄染者。

营养巧搭配

 ☺

胡萝卜　　　肉

有利于吸收胡萝卜素

胡萝卜烧牛腩 ④人份

总热量
1111千卡

蛋白质
55克

脂肪
88克

糖类
26克

材料 胡萝卜250克，牛腩300克。

调料 葱段、姜片、大料、料酒、香油各适量，盐2克。

做法

1 胡萝卜洗净，切块；牛腩洗净，切块，入沸水中焯去血水，捞出备用。

2 锅置火上，倒植物油烧热，放入姜片、大料、牛腩块、料酒炒香，加适量水炖1小时，加胡萝卜块中小火烧30分钟，待牛腩烂熟时，撒上葱段，再撒盐、淋香油调味即可。

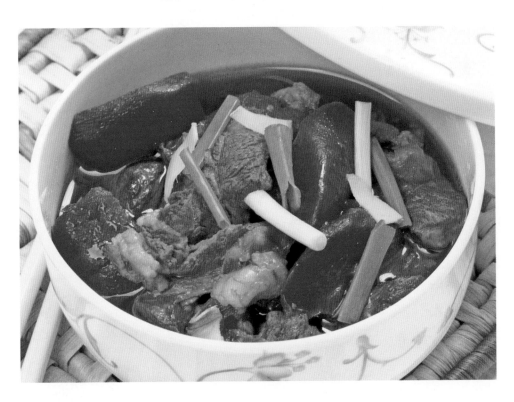

白萝卜

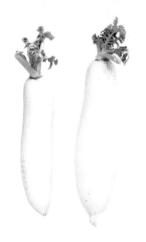

保护血管，辅助降压

降压关键词		推荐用量	
维生素 C、锌		每餐宜吃 50~100 克。	

性味归经				
性凉，味辛、甘；归脾、胃、肺、大肠经。				

钠	热量	蛋白质	脂肪	糖类
54.3毫克	16千卡	0.7克	0.1克	4.0克

为什么适宜吃

保护血管，辅助降压

白萝卜中的维生素 C 和锌有助于保护血管，减少血管损伤，辅助降压。

营养师支招

生萝卜有刺激性，其辛辣会刺激胃黏膜，所以有慢性胃炎者慎吃生萝卜。

人群须知

推荐人群：高血压患者。

慎食人群：寒性体质者；脾胃虚寒及十二指肠溃疡患者。

营养巧搭配

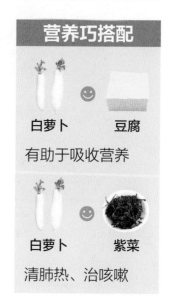

白萝卜 😊 豆腐

有助于吸收营养

白萝卜 😊 紫菜

清肺热、治咳嗽

| 总热量
48千卡 |
| 蛋白质
2克 |
| 脂肪
1克 |
| 糖类
12克 |

炝白萝卜条 ③人份

材料 白萝卜300克。

调料 葱段、花椒各适量，盐2克。

做法

1 白萝卜去根须，洗净，切条，装盘，放入盐腌拌。

2 炒锅置火上，倒入植物油，待油烧至七成热，放入葱段、花椒炒香，关火，淋在白萝卜条上拌匀即可。

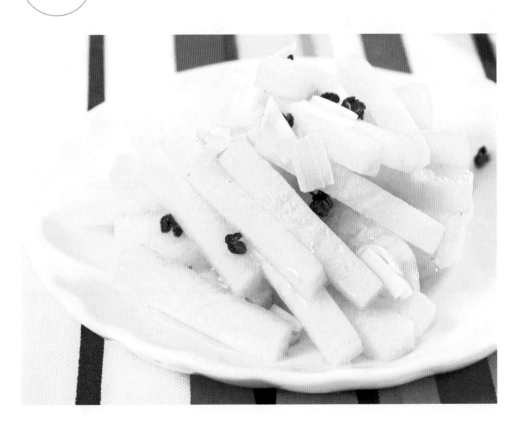

茄子

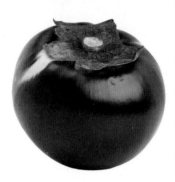

增强血管弹性

降压关键词		推荐用量	
芦丁		每餐宜吃 100 克。	

性味归经

性微寒，味甘；归脾、胃、大肠经。

钠	热量	蛋白质	脂肪	糖类
5.4 毫克	23 千卡	1.1 克	0.2 克	4.9 克

为什么适宜吃

增强微血管韧性和弹性，避免血管破裂

茄子富含芦丁，能增强微血管韧性和弹性，减小血管阻力，保证血液流通顺畅，避免血管破裂，从而降低血压。

营养师支招

茄子不宜削皮食用，因为茄子皮中含有芦丁、铁等多种营养物质，而且去皮后烹调易氧化变黑。

人群须知

推荐人群： 动脉硬化患者；肥胖症患者。

慎食人群： 脾胃虚寒者。

营养巧搭配

茄子   肉

降低胆固醇的吸收

茄子   辣椒

保护血管、促进食欲

总热量
247千卡

蛋白质
26克

脂肪
7克

糖类
22克

肉末烧茄子 ③人份

材料　猪瘦肉100克，嫩茄子300克，青豆30克。

调料　葱花、姜末各5克，白糖2克，酱油、水淀粉各3克，盐1克。

做法

1 猪瘦肉洗净，去净筋膜，切末；嫩茄子洗净，去蒂，切滚刀块；青豆洗净。

2 锅置火上，倒入植物油烧热，炒香葱花、姜末，倒入肉末煸熟，下入茄子块、青豆翻炒均匀，加入白糖，淋入酱油和适量清水烧至茄子熟透，放入盐调味，用水淀粉勾薄芡即可。

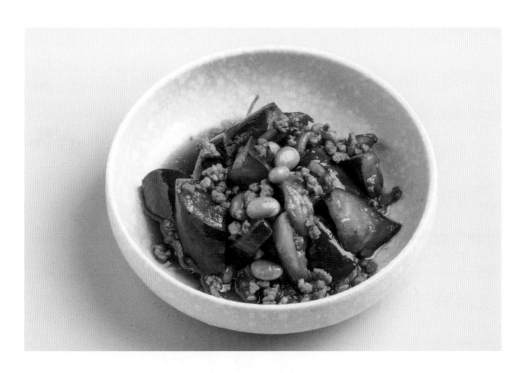

黄瓜

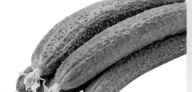

利尿降压

降压关键词		推荐用量	
钾、异檞皮苷		每餐宜吃 100 克。	

性味归经				
性凉，味甘；归脾、胃、大肠经。				

钠	热量	蛋白质	脂肪	糖类
4.9 毫克	16 千卡	0.8 克	0.2 克	2.9 克

为什么适宜吃

降低含钠量，辅助降血压

黄瓜皮中所含的钾、异檞皮苷有较好的利尿作用，可起到辅助降血压的功效。

营养师支招

把新鲜的黄瓜简单用糖腌一下，或者直接榨汁饮用，降压解暑效果好。

人群须知

推荐人群： 热病患者；高血压、血脂异常患者。

慎食人群： 脾胃虚寒、腹痛腹泻者。

营养巧搭配

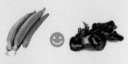

黄瓜　　　　木耳

清热解毒

黄瓜　　　　蜂蜜

润肠通便

木耳拌黄瓜 ③人份

材料 黄瓜250克，水发木耳100克。

调料 醋、白糖各适量，盐2克。

做法

1 黄瓜去蒂洗净，切丝，撒上盐，腌10分钟左右，挤去盐分，放在盘中；木耳去杂质洗净，切丝。

2 小碗中放入醋、白糖调匀，制成调味汁。

3 将木耳丝放入黄瓜丝盘内，食用时浇上调味汁拌匀即可。

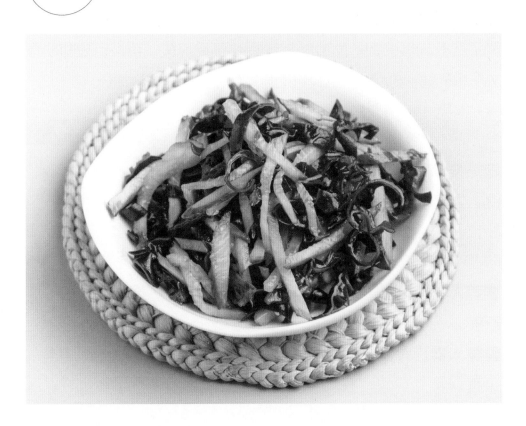

南瓜

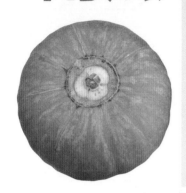

排钠降压

降压关键词	推荐用量
钾、膳食纤维	每餐宜吃 100 克。

性味归经

性温，味甘；归脾、胃经。

钠	热量	蛋白质	脂肪	糖类
0.8 毫克	23 千卡	0.7 克	0.1 克	5.3 克

为什么适宜吃

能促进排钠，有效降血压

南瓜含有丰富的钾，而且经加热后也不易流失，可以促进排出体内多余的钠，再配合膳食纤维的排钠作用，能有效降血压。

营养师支招

南瓜皮富含胡萝卜素和多种维生素，因此，去皮时只需把较硬的表皮削去即可。

人群须知

推荐人群：高血压、血脂异常患者；便秘患者。

慎食人群：胃热、气滞中满者；皮肤黄染者。

营养巧搭配

南瓜　　　牛肉

补虚益气

南瓜　　　红枣

健脾和中

南瓜紫米粥 ②人份

材料　南瓜 100 克，紫米 50 克，红枣 20 克。

调料　冰糖适量。

做法

1　南瓜洗净，去皮除子，切小块；红枣洗净，去核；紫米淘洗干净，浸泡 2 小时。

2　锅置火上，倒入适量清水煮开，放入紫米煮 1 小时，放南瓜块、红枣大火煮沸，转小火继续熬煮熟，加入适量冰糖煮至粥稠即可。

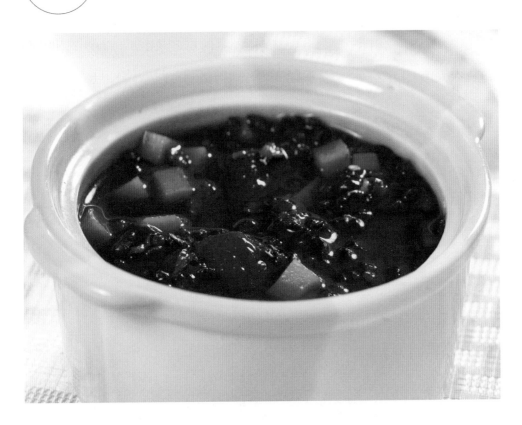

苦瓜

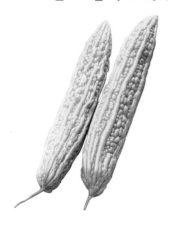

利尿活血

降压关键词	推荐用量
钾	每餐宜吃 50~100 克。

性味归经

性寒，味苦；归心、脾、肺经。

钠	热量	蛋白质	脂肪	糖类
2.5 毫克	22 千卡	1.0 克	0.1 克	4.9 克

为什么适宜吃

利尿活血

苦瓜富含钾，有助于排钠。另外，苦瓜所含的生物碱类物质奎宁，有利尿活血、消炎退热、清心明目的功效。

营养师支招

很多人不喜欢苦瓜太浓的苦味，可先将切好的苦瓜片放入开水锅中焯一下，再做菜。

营养巧搭配

 😊

苦瓜　　木耳

清热降火、提高免疫力

人群须知

推荐人群：高血压、糖尿病、血脂异常患者；肥胖症患者。

慎食人群：脾胃虚寒、体质虚弱者。

凉拌苦瓜 ②人份

材料 苦瓜200克。

调料 香油、干辣椒段、花椒各适量，盐1克。

做法

1 苦瓜洗净，去两头，剖两半，去瓤和子，切片，放凉白开中泡15分钟，捞出，焯熟，沥干，放于盘中。

2 锅置火上，放油烧热，放入干辣椒段、花椒爆香，将油淋在苦瓜片上，加盐、香油拌匀即可。

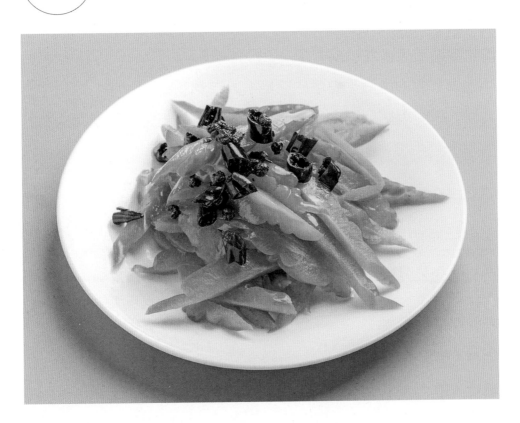

肉蛋类

牛肉

调节血压

降压关键词	推荐用量
优质蛋白质、锌	每餐宜吃 40~75 克。

性味归经

性温，味甘；归脾、胃经。

钠	热量	蛋白质	脂肪	糖类
64.1 毫克	160 千卡	20.0 克	8.7 克	0.5 克

为什么适宜吃

防止镉增高而诱发的高血压

牛肉含丰富的优质蛋白质，适量摄入有利于调节血压。牛肉还富含锌，研究表明，饮食中增加锌的含量，能防止镉增高而诱发的高血压。

营养师支招

牛肉的肌肉纤维较粗糙且不易消化，老人、幼儿及消化功能较弱的人不宜多吃。

营养巧搭配

牛肉	彩椒

开胃促食、补血强体

人群须知

推荐人群： 高血压患者；缺铁性贫血患者；病后调养者。

慎食人群： 消化功能较弱者。

百合莲子炒牛肉 ③人份

总热量
388千卡

蛋白质
56克

脂肪
6克

糖类
27克

材料 牛肉 250 克，鲜百合 50 克，净莲子 10 克，红彩椒 30 克。

调料 姜片、葱段、白糖、水淀粉各适量，盐 2 克。

做法

1 牛肉洗净，切片，用盐、白糖、水淀粉腌渍 10 分钟；百合洗净，掰成瓣；红彩椒洗净，去蒂除子，切块。

2 锅内倒油烧至温热，将腌渍好的牛肉片放入锅中快速过油，放入红彩椒块，大火快炒后起锅。

3 净锅置火上，爆香葱段、姜片，放入莲子、百合翻炒，放入少许清水煮沸后，将炒好的牛肉片和红彩椒块倒入拌匀，加盐调匀即可。

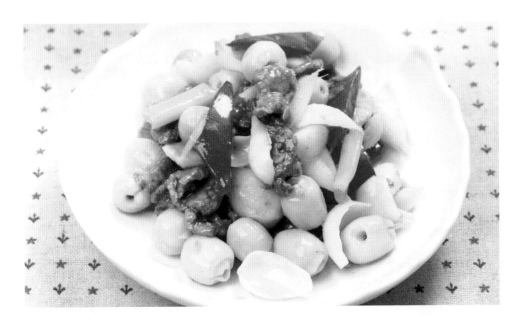

鸡肉

保护血管

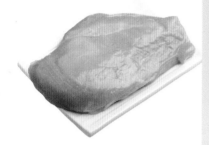

降压关键词		推荐用量
胶原蛋白、DHA、EPA		每餐宜吃 40~75 克。

性味归经

性温，味甘；归脾、胃经。

钠	热量	蛋白质	脂肪	糖类
62.8 毫克	145 千卡	20.3 克	6.7 克	0.9 克

为什么适宜吃

改善血管弹性，有助于降血压

鸡肉中的胶原蛋白可改善血管弹性，有助于预防高血压。另外，鸡肉含有 DHA（二十二碳六烯酸）、EPA（二十碳五烯酸），对调血脂也有益。

营养师支招

为了避免摄入过多脂肪，建议煲鸡汤前先去鸡皮、鸡油，饮用前先将汤面上的油撇去。

人群须知

推荐人群：高血压患者；腰膝酸软、耳鸣耳聋者；面色萎黄者。

慎食人群：痛风患者。

营养巧搭配

鸡肉　　　　栗子

补血强体

鸡肉　　　　冬瓜

清热利尿、消肿减肥

冬瓜鸡丁汤 ②人份

材料　冬瓜、鸡胸肉各 120 克。

调料　姜丝适量，盐 1 克。

做法

1　冬瓜去皮去瓤，洗净，切成 2 厘米见方的块；鸡胸肉洗净，用沸水焯一下，切丁备用。

2　锅置火上，放入适量清水煮沸，放入鸡丁、姜丝煮至鸡丁五成熟。

3　放入冬瓜块煮熟，加盐调味即可。

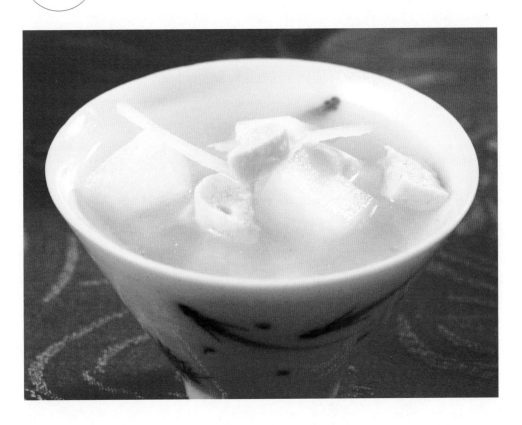

鸭肉

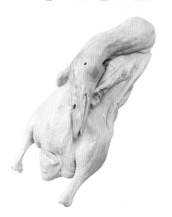

滋阴利尿，稳定血压

降压关键词		推荐用量	
钾		每餐宜吃 40~75 克。	

性味归经

性寒，味甘、咸；归脾、肺、胃、肾经。

钠	热量	蛋白质	脂肪	糖类
69.0 毫克	240 千卡	15.5 克	19.7 克	0.2 克

为什么适宜吃

对抗钠的升压作用，维持血压稳定

鸭肉中的钾能有效对抗钠的升压作用，维持血压稳定。另外，鸭肉有清热润燥、利尿的功效，能缓解血压升高引起的头晕目眩等症状。

营养师支招

将鸭肉切丁与大米、绿豆一起煮粥，降压效果不错。

营养巧搭配

鸭肉 ☺ 山药

滋阴补肺

人群须知

推荐人群： 食欲不振者；发热、水肿者。
慎食人群： 大便泄泻者。

总热量
394千卡

蛋白质
17克

脂肪
25克

糖类
29克

芋头烧鸭 ②人份

材料 芋头 200 克，鸭腿 100 克。

调料 大料、老抽、白糖、葱段各适量，盐 2 克。

做法

1 芋头去皮洗净，切滚刀块；鸭腿切块，洗净沥干水分。

2 锅内放油烧热，下芋头块煎至表面微黄捞出；烧热锅内余油，倒入鸭腿翻炒至表面微黄，再放芋头块、老抽、白糖炒至上色，加热水没过食材，加入大料、盐、葱段大火烧开，转小火焖熟至汤汁浓稠即可。

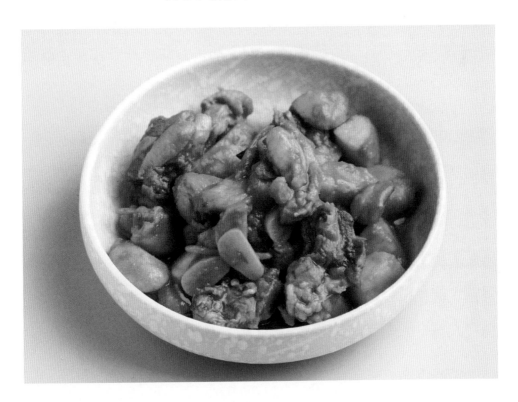

鸡蛋

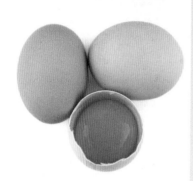

改善血液循环和血压状态

降压关键词	推荐用量
蛋白质、B 族维生素、卵磷脂	每天宜吃1个（每周宜吃4个）。

性味归经

性平，味甘；归肺、脾、胃经。

钠	热量	蛋白质	脂肪	糖类
131.5 毫克	139 千卡	13.1 克	8.6 克	2.4 克

为什么适宜吃

改善血液循环和血压状态

鸡蛋富含蛋白质、B 族维生素、卵磷脂，有助于调节代谢，改善血液循环和血压状态。

营养师支招

鸡蛋宜用煮、蒸等少油的方式烹制。

人群须知

推荐人群： 病后虚弱者；营养不良者。

慎食人群： 高胆固醇血症患者。

营养巧搭配

鸡蛋	香椿

益肾开胃

总热量
222千卡

蛋白质
16克

脂肪
10克

糖类
19克

香椿炒鸡蛋 ②人份

材料 香椿 150 克，鸡蛋 2 个。

调料 盐 1 克。

做法

1 香椿择洗干净，入沸水中焯烫，捞出，切碎；鸡蛋磕入碗中，搅匀成蛋液。

2 锅内倒植物油烧热，放入鸡蛋液炒至凝结成块，再放入香椿碎拌匀，加入盐调味，炒至香椿入味即可。

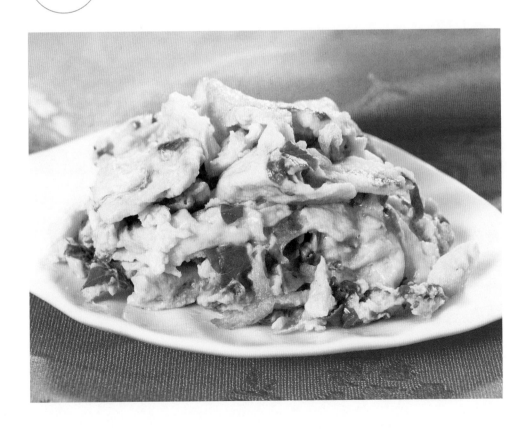

菌藻类

香菇

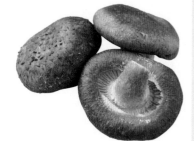

预防血管硬化

降压关键词	推荐用量
香菇多糖	每餐宜吃 3~5 朵。

性味归经

性平，味甘；归肝、胃经。

钠	热量	蛋白质	脂肪	糖类
1.4 毫克	26 千卡	2.2 克	0.3 克	5.2 克

（鲜香菇）

为什么适宜吃

促进胆固醇的分解和排泄，改善动脉硬化

香菇中含有的香菇多糖等能促进胆固醇的分解和排泄，改善动脉硬化并使血压降低。

营养师支招

香菇不宜在水里浸泡太长时间，以免营养素流失。

人群须知

推荐人群：高血压患者；动脉硬化患者。

慎食人群：脾胃寒湿气滞者。

营养巧搭配

香菇　　　　豆腐

促进营养吸收

香菇　　　　松仁

保护血管、促进通便

松仁香菇 ③人份

材料 鲜香菇 300 克，松仁 20 克。

调料 甜面酱、白糖、香油各适量。

做法

1 香菇洗净去蒂，挤去水分，切片待用。

2 炒锅置火上，倒油烧至五成热，放入香菇片过油，捞出沥油；锅留底油，放入松仁用小火煎黄，捞出沥油。

3 锅留底油，倒入甜面酱煸炒片刻，放入白糖及香菇片翻炒均匀，加适量清水转中火烧沸，放入松仁炒匀，收干汤汁，淋入香油即可。

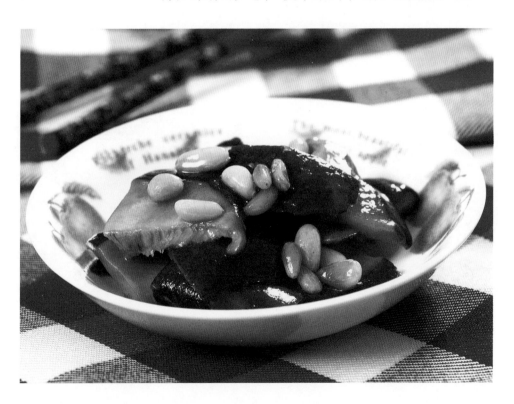

猴头菇

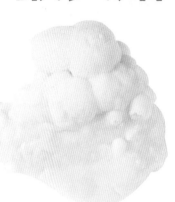

促进血液循环

降压关键词		推荐用量	
不饱和脂肪酸		每餐宜吃50克（水发）。	

性味归经				
性平，味甘；归脾、胃经。				

钠	热量	蛋白质	脂肪	糖类
175.2毫克	21千卡	2.0克	0.2克	4.9克

为什么适宜吃

促进血液循环

猴头菇所含的不饱和脂肪酸有利于血液循环，还能补养脾胃、促进消化，是高血压、心血管疾病患者的理想食物。

营养师支招

质量以形体完整无缺、茸毛齐全、体大、色泽金黄者为好。

人群须知

推荐人群： 高血压、血脂异常患者；肥胖症患者。

慎食人群： 痛风患者。

营养巧搭配

猴头菇　　　　鸡肉

滋补强身

猴头菇　　　　豆腐

健胃消食、健脾益气

猴头菇炖豆腐 （3人份）

材料 猴头菇 150 克，豆腐 120 克，笋片适量。

调料 料酒适量，盐 2 克。

做法

1 猴头菇洗净，撕块；豆腐洗净，切块，在盐水中焯烫，捞出待用。

2 炒锅置火上，倒油烧热，放入猴头菇块、豆腐块翻炒片刻，加入适量清水，调入盐、料酒烧煮。

3 待入味后，放入笋片，炒匀至笋片熟即可。

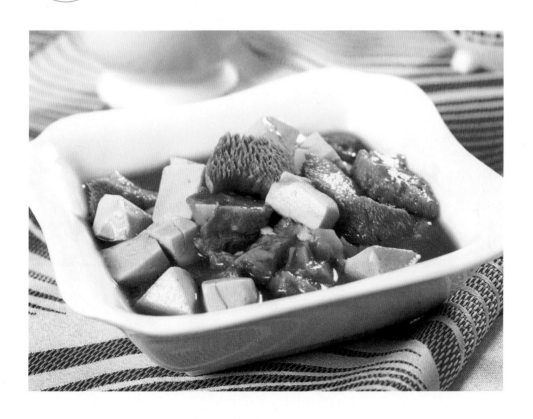

金针菇

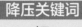

保护血管，防止动脉壁受损

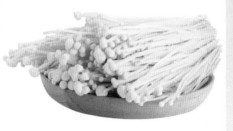

降压关键词		推荐用量	
钾		每餐宜吃 50~100 克。	

性味归经

性寒，味甘、咸；
归肝、胃经。

钠	热量	蛋白质	脂肪	糖类
4.3 毫克	32 千卡	2.4 克	0.4 克	6.0 克

为什么适宜吃

保护血管，防止动脉壁受损

服用利尿药物的高血压患者，由于排尿量增多，会使钾的流失量增大，经常食用高钾低钠的金针菇可保护血管，防止动脉壁受损，降低高血压患者发生脑卒中的概率。

营养师支招

金针菇和豆腐搭配食用，能起到营养互补的作用，能够增强人体免疫力。

人群须知

推荐人群： 糖尿病、高血压患者；肥胖症患者。

慎食人群： 脾胃虚寒者。

营养巧搭配

 😊

金针菇　　　　西芹

润肠通便

西芹拌金针菇 ②人份

材料 西芹 200 克，金针菇 100 克。

调料 白糖、醋、香油各适量，盐 1 克。

做法

1 西芹择洗干净，切段；金针菇去根，洗净。

2 锅置火上，倒入适量水烧沸，放入西芹段和金针菇焯水，用笊篱捞出，过凉，沥干水分。

3 取盘，放入西芹段和金针菇，加盐、白糖、醋拌匀，淋上香油即可。

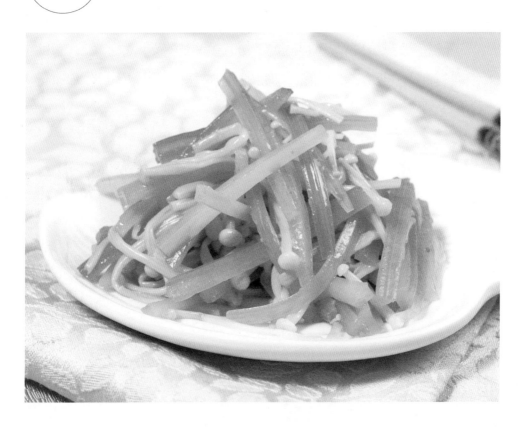

木耳

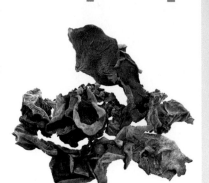

活血调压

降压关键词	推荐用量
植物多糖	每餐宜吃 50 克（水发）。

性味归经	
性平，味甘；归肺、脾、大肠、肝经。	

钠	热量	蛋白质	脂肪	糖类
48.5 毫克	265 千卡	12.1 克	1.5 克	65.6 克

（干木耳）

为什么适宜吃

减轻血液对血管壁的压力

木耳中的植物多糖能抑制胆固醇在血管壁上的沉积，防止动脉硬化和血栓的形成，减轻血液对血管壁的压力，从而起到降血压的作用。

营养师支招

泡发木耳时应使用温水，也可用淘米水泡发，这样可使木耳更加肥大松软，味道更鲜美。

人群须知

推荐人群： 高血压、血脂异常、糖尿病患者。
慎食人群： 腹泻者。

营养巧搭配

木耳　　　　鸡蛋

营养互补

木耳　　　　圆白菜

促进食欲、提高免疫力

木耳烧圆白菜 ②人份

材料　水发木耳、圆白菜各 100 克。

调料　葱花适量，盐 2 克。

做法

1　木耳择洗干净，撕小片；圆白菜洗净，撕小片。

2　炒锅置火上，倒入适量植物油，待油温烧至七成热，放葱花炒香，放入木耳片和圆白菜片翻炒 3 分钟，用盐调味即可。

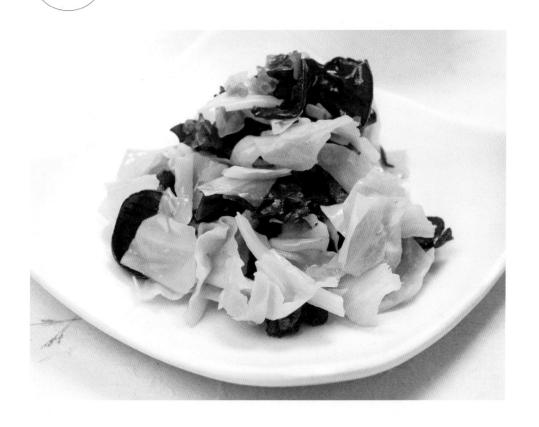

海带

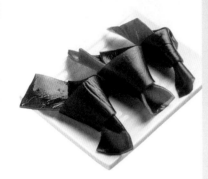

预防血液黏度升高

降压关键词		推荐用量
岩藻多糖、钾、甘露醇		每餐宜吃 100 克（水发）。

性味归经

性寒，味咸；归肝、胃、肾经。

钠	热量	蛋白质	脂肪	糖类
8.6 毫克	13 千卡	1.2 克	0.1 克	2.1 克

（鲜海带）

为什么适宜吃

预防血栓形成和因血液黏度升高而引起的血压上升

海带中所含的岩藻多糖能阻止红细胞凝集反应，可预防血栓形成和因血液黏度升高而引起的血压上升。海带还含有能扩张外周血管的钾和有利尿降压作用的甘露醇，对高血压患者有益。

营养师支招

干海带可能含有有毒金属——砷，因此，烹制前应先用清水漂洗，充分浸泡，并勤换水。

人群须知

推荐人群：高血压、血脂异常、糖尿病患者；冠心病、动脉硬化患者。

慎食人群：脾胃虚寒者；甲亢患者。

营养巧搭配

 😊

海带　　　　海米

补钙、补碘

总热量 **43**千卡	

芹菜拌海带 ②人份

材料 鲜海带 100 克，芹菜 80 克，海米 10 克。

调料 醋、香油各适量，盐 1 克。

做法

1 海带洗净，切丝；海米用水泡发，洗净，切碎；芹菜洗净，切段。

2 将海带丝和芹菜段分别放入沸水锅中焯一下，捞出沥干水；海米碎、海带丝和芹菜段一起放入盆内，加入醋、香油、盐拌匀即可。

蛋白质 **7**克

脂肪 **1**克

糖类 **4**克

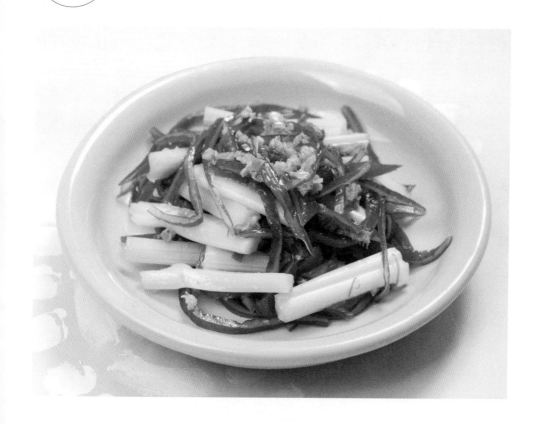

紫菜

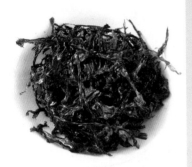

改善血液循环

降压关键词		推荐用量
膳食纤维、碘、硒		每餐宜吃 3~5 克。

性味归经

性寒，味咸；归肝、胃、肾经。

钠	热量	蛋白质	脂肪	糖类
710.5 毫克	250 千卡	26.7 克	1.1 克	44.1 克

为什么适宜吃

促进代谢，改善血液循环

紫菜富含膳食纤维、碘、硒等营养素，有助于促进代谢，改善血液循环，调节血压。

营养师支招

可用紫菜和虾皮、鸡蛋做紫菜蛋花汤。

人群须知

推荐人群：高血压患者；甲状腺肿大者；慢性支气管炎患者。

慎食人群：消化功能不良者。

营养巧搭配

  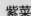

紫菜　　　　　豆腐

使体内的碘处于平衡状态

紫菜　　　　　虾皮

补碘、补钙

紫菜豆腐汤 ②人份

材料 免洗紫菜 5 克，豆腐 200 克。

调料 酱油、香油各 3 克，胡椒粉少许。

做法

1 将紫菜撕碎；豆腐洗净，切块。

2 砂锅中加适量水，煮沸后放入豆腐块，再次煮沸后放入紫菜，放入酱油、胡椒粉拌匀，淋入香油即可。

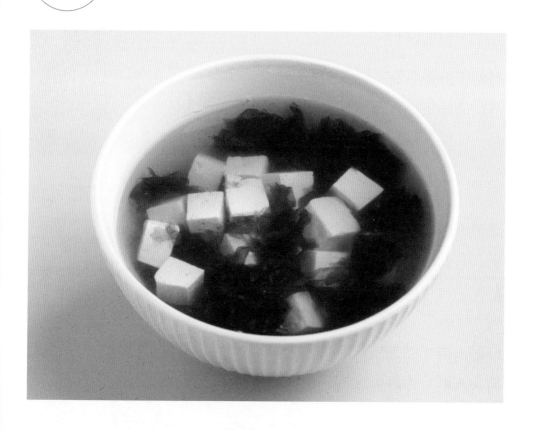

水产类

海蜇

低脂低糖，辅助降压

降压关键词	推荐用量
类乙酰胆碱物质	每餐宜吃 40~50 克（水发）。

性味归经

性平，味咸；归肝、肾经。

钠	热量	蛋白质	脂肪	糖类
325.0 毫克	33 千卡	3.7 克	0.3 克	3.8 克

为什么适宜吃

有助于舒张血管，降低血压

海蜇低脂低糖，富含优质蛋白，可以调节人体血压平衡。海蜇含有一种类乙酰胆碱物质，有助于舒张血管，降低血压。

营养师支招

海蜇配木耳，有润肠、使肌肤嫩白的作用，并对降压有益，长期食用，有益健康。

营养巧搭配

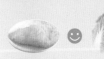

海蜇　😊　大白菜

清热消痰

人群须知

推荐人群： 慢性支气管炎、咳嗽哮喘患者；高血压患者。

慎食人群： 胃寒体虚者。

白菜拌海蜇皮 ③人份

材料　海蜇皮100克，大白菜200克。

调料　香菜段、蒜泥、醋、香油各适量，盐1克。

做法

1 海蜇皮浸泡半天，放开水中烫后再浸泡2小时，捞出沥水，切成丝。

2 大白菜洗净，顶刀切细丝，放入海蜇皮中，加盐、醋、蒜泥、香油和香菜段拌匀即可。

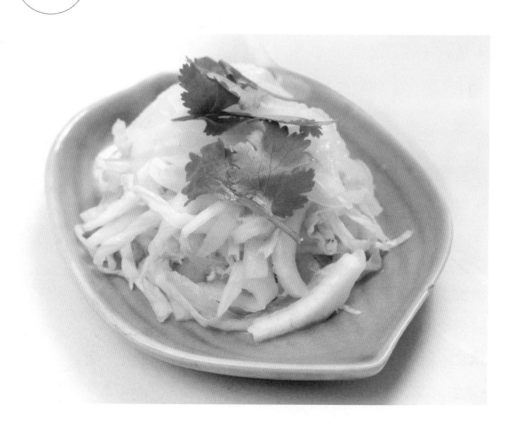

甲鱼

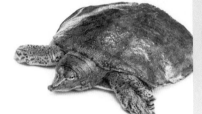

保护血管

降压关键词		推荐用量
烟酸		每餐宜吃 40~75 克。

性味归经

性平，味甘；归肝经。

钠	热量	蛋白质	脂肪	糖类
96.6 毫克	118 千卡	17.8 克	4.3 克	2.1 克

为什么适宜吃

保护血管，降血压

甲鱼含丰富的烟酸、低脂高蛋白，有助于保护血管，辅助降血压。

营养师支招

甲鱼和红枣搭配食用，高蛋白、低脂肪，可增强抵抗力，改善免疫功能。

营养巧搭配

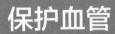

甲鱼   **三七**

滋补肝肾

人群须知

推荐人群：体质虚弱者；糖尿病、高血压、血脂异常、冠心病患者。

慎食人群：脾胃虚弱、腹泻者；痛风患者。

126

总热量
759千卡

蛋白质
97克

脂肪
24克

糖类
34克

三七炖甲鱼 **4**人份

材料　甲鱼1只（约530克），三七1块，玉竹40克，陈皮5克。

调料　盐2克。

做法

1　甲鱼放入沸水中，使其排尽尿液，盛出，刮洗干净，去内脏。

2　三七、玉竹、陈皮用水浸洗，三七打碎，玉竹切片。

3　材料全放入炖盅，加凉白开，盖上盖，隔水炖4小时，加入盐即可。

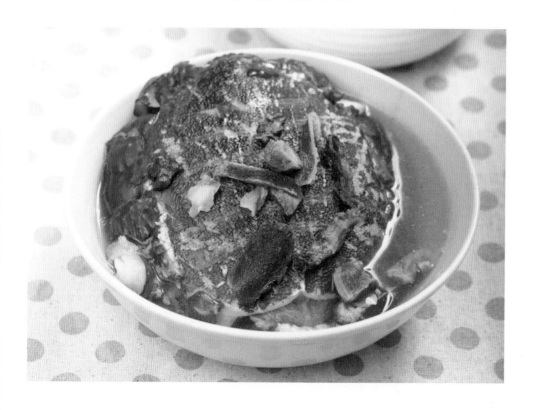

虾

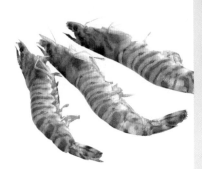

强健血管，稳定血压

降压关键词	推荐用量
钙	每餐宜吃40~75克。

性味归经

性微温，味甘；归肝、肾经。

钠	热量	蛋白质	脂肪	糖类
172.0 毫克	101 千卡	18.2 克	1.4 克	3.9 克

为什么适宜吃

含钙丰富，使血压保持稳定

现代药理研究证实，血压的高低与钙含量成负相关，机体缺钙会导致血压升高。因此，适当进补含钙量多的虾，可使血压保持稳定，并能防止脑血管意外的发生。

营养师支招

中医认为，虾皮为发物，过敏性鼻炎、皮炎、支气管炎等过敏性疾病患者应慎食。

人群须知

推荐人群：高血压、心血管疾病患者；肾虚阳痿者、男性不育症患者。

慎食人群：痛风患者；过敏性疾病患者。

营养巧搭配

虾　　　芦笋

提高营养价值

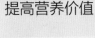

虾　　　大白菜

生津润肠、清热解毒

鲜虾芦笋 ③人份

材料　芦笋 250 克，鲜虾 100 克。

调料　葱花、姜末各 4 克，盐、料酒、淀粉各 2 克。

做法

1　芦笋去老皮，洗净，切段；鲜虾去虾须，剪开虾背，挑出虾线，洗净，用料酒、淀粉腌渍 10 分钟。

2　锅置火上，倒入植物油烧至七成热，放葱花、姜末炒香，放入鲜虾、芦笋段翻炒至熟，加盐调味即可。

总热量
140千卡

蛋白质
25克

脂肪
1克

糖类
11克

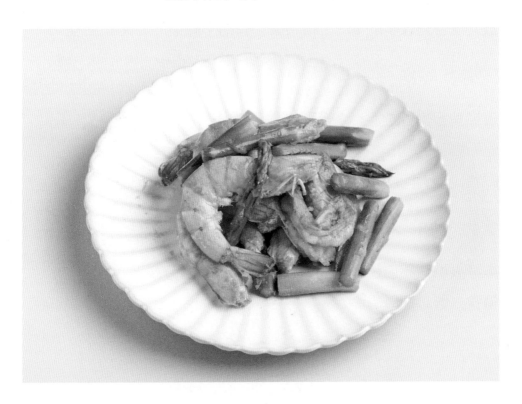

129

三文鱼

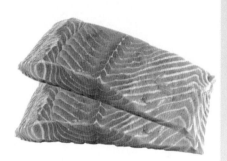

辅助降压，防止血栓

降压关键词	推荐用量
ω-3 脂肪酸	每餐宜吃40~75克。

性味归经
性温，味甘；归胃经。

钠	热量	蛋白质	脂肪	糖类
63.3 毫克	139 千卡	17.2 克	7.8 克	0 克

为什么适宜吃

富含 ω-3 脂肪酸，辅助降压

三文鱼含有较多的 ω-3 脂肪酸，有助于降血压、防止血栓。

营养师支招

三文鱼经解冻之后，细菌容易繁殖，最好吃新鲜度高的三文鱼。如果发现三文鱼的颜色变暗，肉质弹性下降，则不宜食用。

营养巧搭配

三文鱼　　　柠檬

提鲜增味

人群须知

推荐人群： 高血压、心血管疾病患者；脑力劳动者。

慎食人群： 痛风患者。

柠檬香鱼块 ②人份

材料 净三文鱼肉 200 克，青柠汁适量。

调料 黑胡椒粉、姜丝、蜂蜜、淀粉、蒜末、
生抽、面粉、白芝麻各适量，盐 1 克。

做法

1 三文鱼肉撒上适量盐、黑胡椒粉、姜丝腌制
半小时。

2 青柠汁、蜂蜜、水、淀粉、蒜末、生抽拌匀
成味汁；鱼块均匀地拍上面粉和白芝麻的混
合物。

3 锅内放油，小火把鱼块两面都煎黄；另取锅
将调好的味汁用小火煮至黏稠，最后把熬好
的味汁浇到鱼块上即可。

总热量
278千卡

蛋白质
34克

脂肪
16克

糖类
0克

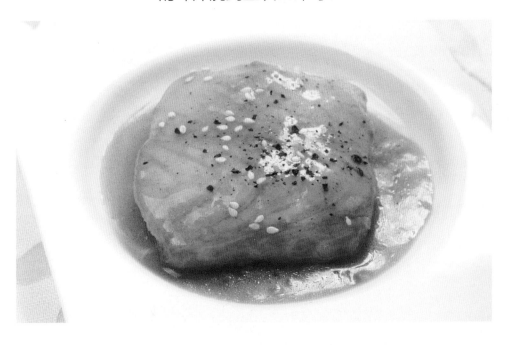

金枪鱼

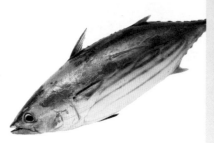

保护心血管

降压关键词		推荐用量
肽、钾		每餐宜吃40～75克。

性味归经

性平，味甘；归肝、肾经。

钠	热量	蛋白质	脂肪	糖类
55.5 毫克	102 千卡	23.7 克	0.3 克	1.1 克

为什么适宜吃

所含的肽、钾有调节血压的作用

经动物实验证明，从金枪鱼中提取的肽具有保护心血管、调节血压的功效。金枪鱼还含有钾，能抑制因钠而引起的血压上升。

营养师支招

金枪鱼的食用方法很多，与绿色蔬菜一起食用，味道更佳。

营养巧搭配

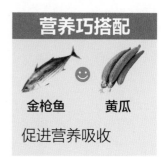

金枪鱼　　黄瓜

促进营养吸收

人群须知

推荐人群: "三高"患者、心脑血管疾病患者。

慎食人群: 肝硬化患者；过敏体质者；痛风患者。

生拌金枪鱼 ②人份

材料　金枪鱼肉、黄瓜各100克。

调料　白芝麻、葱丝、酱油、香油各适量。

做法

1 黄瓜洗净，切丝，放入盘中；金枪鱼肉剁成大碎块，加入葱丝、酱油和香油，搅拌均匀。

2 将金枪鱼碎块盖在黄瓜丝上，撒上白芝麻，淋上香油即可。

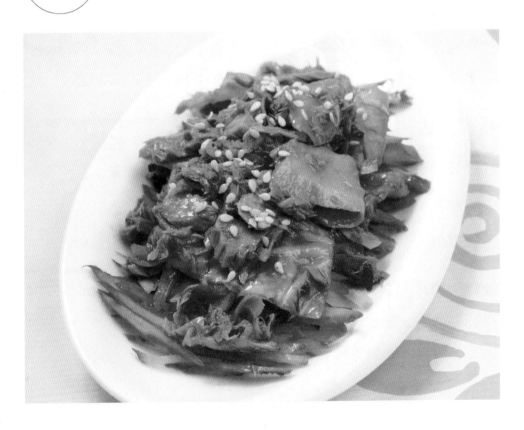

牡蛎

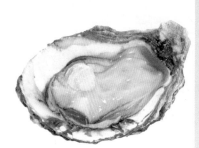

滋阴，控压

降压关键词	推荐用量
锌	每餐宜吃40~75克。

性味归经

性微寒，味咸；归肝经。

钠	热量	蛋白质	脂肪	糖类
462.1毫克	73千卡	5.3克	2.1克	8.2克

为什么适宜吃

平抑肝阳，降血压

牡蛎富含锌，有助于降血压。牡蛎有潜阳补阴的功效，能够平抑肝阳，防止肝阳上亢引起的高血压，有利于缓解其临床症状。

营养师支招

牡蛎性微寒，脾胃虚寒、遗精早泄、慢性腹泻者不宜多吃。

人群须知

推荐人群： 高血压患者；身体虚热、心神不安者；癌症患者。

慎食人群： 体质虚寒者；痛风患者。

营养巧搭配

牡蛎　　　　小米

蛋白质互补

牡蛎　　　　豆腐

补钙、补锌

牡蛎豆腐汤 ②人份

材料 牡蛎肉 100 克，豆腐 200 克。

调料 胡椒粉、葱末各适量，盐 1 克。

做法

1 牡蛎肉用少许盐抓去杂质，清洗干净，再沥干水分；豆腐洗净，切块待用。

2 将锅中的水烧开，放入牡蛎肉汆烫一下捞起备用。

3 再烧开一锅水，放入豆腐块、盐、胡椒粉，最后将牡蛎肉、葱花入锅即可。

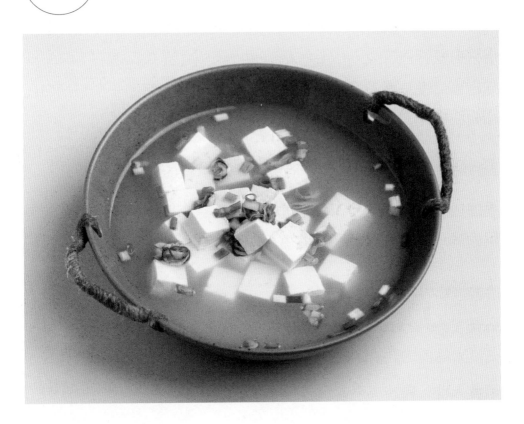

水果类

柠檬

增强血管弹性

降压关键词		推荐用量
芦丁、维生素C		每天宜吃30~50克。

性味归经

性凉，味酸、甘；归肺、肝、胃经。

钠	热量	蛋白质	脂肪	糖类
1.1毫克	37千卡	1.1克	1.2克	6.2克

为什么适宜吃

增强血管弹性

柠檬富含维生素C和芦丁，能增强血管弹性，有助于预防高血压和心肌梗死。

营养师支招

高血压患者应少吃盐，可用柠檬汁代替盐来调味，新鲜蔬菜或肉里面滴几滴柠檬汁，可使淡然无味的食物风味浓郁。

人群须知

推荐人群： 口干舌燥、消化不良者；肾结石、高血压、心肌梗死患者。

慎食人群： 胃溃疡患者。

营养巧搭配

柠檬　　　鸡肉

开胃生津、促进食欲

黄瓜柠檬饮 ②人份

材料　柠檬 50 克，黄瓜 200 克。

做法

1 黄瓜洗净，切丁；柠檬去皮除子，切块。

2 将黄瓜丁、柠檬块放入果汁机中，加入适量
   饮用水搅打即可。

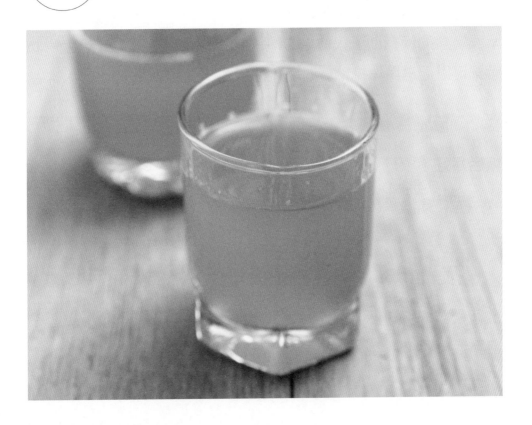

苹果

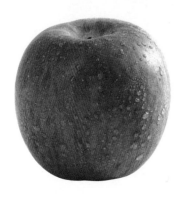

保护血管

降压关键词	推荐用量
钾	每天宜吃1个。

性味归经

性凉，味甘、酸；归脾、肺经。

钠	热量	蛋白质	脂肪	糖类
1.3毫克	53千卡	0.4克	0.2克	13.7克

为什么适宜吃

促进身体排钠，软化血管、降血压

苹果富含的钾有助于人体内过剩的钠排出体外，高血压患者常吃苹果可以促进身体排钠，对软化血管、降血压有益。

营养师支招

饭后最好不要马上吃苹果，否则会影响消化，容易出现腹胀等不适感，1小时后再吃。

人群须知

推荐人群：高血压、血脂异常患者；肥胖症患者；便秘患者。

慎食人群：溃疡性结肠炎患者。

营养巧搭配

苹果 😊 黄花鱼

全面补充营养

苹果 😊 银耳

润肺止咳

苹果黄鱼汤 ③人份

材料 黄花鱼1条（约500克），苹果2个。

调料 姜片适量，盐2克。

做法

1 黄花鱼去鳞、鳃，剖腹去内脏洗净，沥干水分；苹果洗净，去皮、去核，切块。

2 锅置火上，倒油烧热，放入黄花鱼，煎至鱼身呈金黄色。

3 把余油沥出，加入适量开水，放入姜片、苹果块烧沸，转小火煮40分钟，加入盐调味即可。

总热量
654千卡

蛋白质
90克

脂肪
13克

糖类
48克

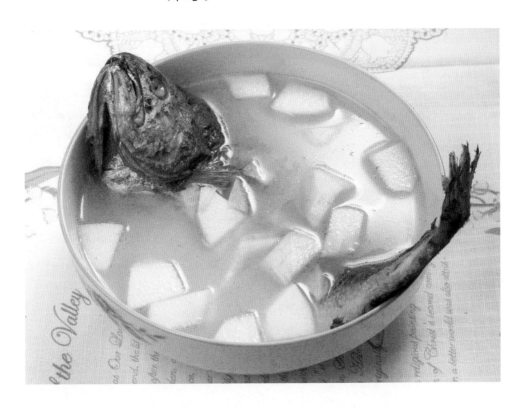

西瓜

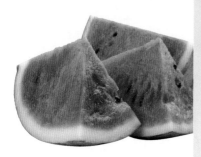

利尿降压

降压关键词		推荐用量	
钾		每天宜吃 100~150 克。	

性味归经

性寒，味甘；归心、胃、膀胱经。

钠	热量	蛋白质	脂肪	糖类
3.3 毫克	31 千卡	0.5 克	0.3 克	6.8 克

为什么适宜吃

利尿，辅助降压

西瓜含钾丰富，有利尿作用，可辅助降压。

营养师支招

西瓜皮，也叫西瓜翠衣，中医认为将其凉拌或者煎汤喝对降压有益。

人群须知

推荐人群： 高血压患者；急慢性肾炎、胆囊炎患者。

慎食人群： 脾胃虚寒、便溏者；糖尿病患者。

营养巧搭配

西瓜   黄瓜

利尿消肿、有助于降压

西瓜黄瓜汁 ②人份

材料 西瓜 200 克，黄瓜 150 克，柠檬半个。

做法

1 西瓜去皮、去子，切小块；黄瓜洗净，去皮，切小块；柠檬挤汁备用。

2 将西瓜块、黄瓜块倒入榨汁机中，搅打均匀后倒入杯中，加入柠檬汁搅匀即可。

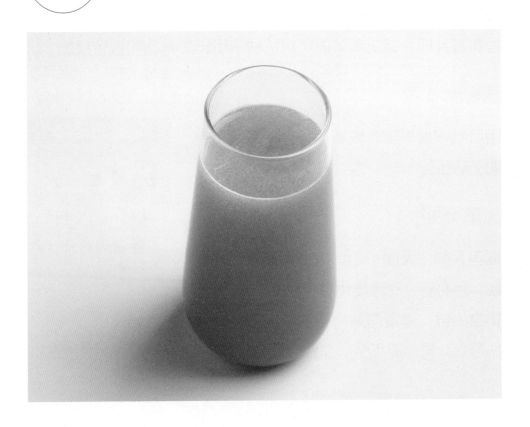

香蕉

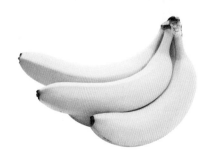

补钾控压

降压关键词	推荐用量
钾	每天宜吃1~2根。

性味归经

性寒，味甘；归肺、胃、大肠经。

钠	热量	蛋白质	脂肪	糖类
0.8毫克	93千卡	1.4克	0.2克	22.0克

为什么适宜吃

对抗钠所引起的升压和血管损伤

香蕉富含钾，钾进入体内可对抗钠所引起的升压和血管损伤。

营养师支招

饭后吃一根香蕉，或者用香蕉皮煮水喝有助于降压。

人群须知

推荐人群：大便干燥、口干烦躁者；高血压、冠心病、动脉硬化患者。

慎食人群：脾胃虚寒、便溏腹泻者；糖尿病患者；肾功能不全、血钾高者。

营养巧搭配

香蕉　　　　牛奶

提高维生素 B_{12} 的吸收率

香蕉　　　　燕麦

改善睡眠

香蕉苹果饮 ②人份

材料　香蕉100克，苹果150克，牛奶200毫升。

调料　蜂蜜适量。

做法

1 香蕉去皮，切小块；苹果洗净，去皮、去核，切小块。

2 将上述材料和牛奶一起放入果汁机中，加入适量饮用水搅打均匀，打好后加入蜂蜜调匀即可。

总热量
305千卡

蛋白质
9克

脂肪
8克

糖类
52克

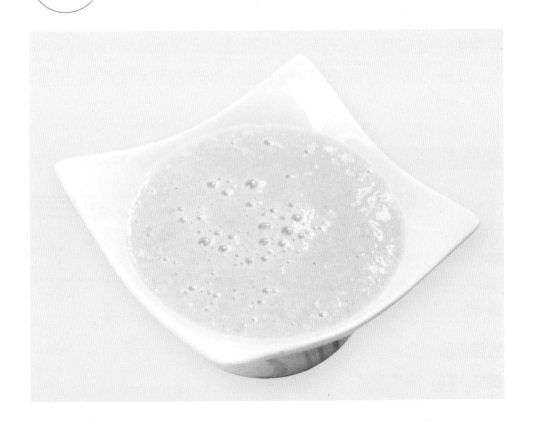

猕猴桃

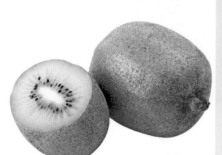

抗氧化，护血管

降压关键词	推荐用量
叶黄素、钾、维生素 C	每天宜吃1个。

性味归经

性寒，味甘、酸；归脾、胃经。

钠	热量	蛋白质	脂肪	糖类
10.0 毫克	61 千卡	0.8 克	0.6 克	14.5 克

为什么适宜吃

所含叶黄素和钾均有降血压效果

猕猴桃富含抗氧化剂叶黄素，研究证实叶黄素具有降血压的作用。此外，猕猴桃中的钾可调节血压；富含的维生素 C 有扩张血管的作用，有助于降压。

营养师支招

因为猕猴桃富含的维生素 C 能促进食物中铁的吸收，所以适合与含铁丰富的食物一起吃。

营养巧搭配

猕猴桃　　**银耳**

清热润燥

人群须知

推荐人群： 高血压、冠心病患者。

慎食人群： 脾胃虚寒、尿频者。

猕猴桃银耳羹 （**3**人份

材料 猕猴桃 200 克，干银耳 10 克，莲子 10 克。

调料 冰糖适量。

做法

1 猕猴桃去皮，切丁；莲子洗净；银耳用水泡发，去蒂，撕成朵。

2 锅内放水，加入银耳，大火烧开，加入莲子，转中火熬煮 40 分钟。

3 加入适量冰糖，倒入猕猴桃丁，搅拌均匀即可。

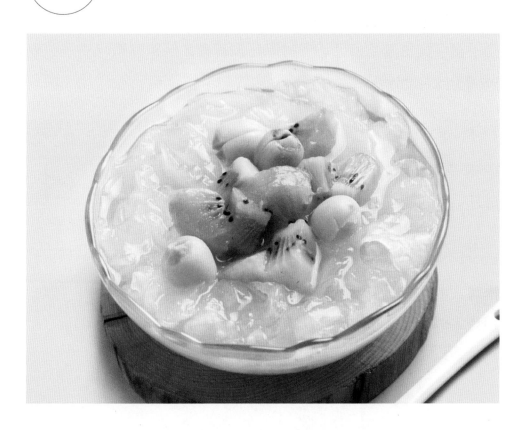

橘子

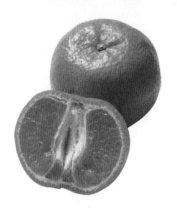

有益降压

降压关键词	推荐用量
钾、维生素 C	每天宜吃1~2个。

性味归经

性温，味甘、酸；归肺、胃经。

钠	热量	蛋白质	脂肪	糖类
0.8 毫克	44 千卡	0.8 克	0.1 克	10.2 克

为什么适宜吃

富含维生素 C 和钾，有益降压

橘子富含维生素 C、钾等多种降压营养素，经常适量吃橘子或喝纯橘子汁有助于控制血压。

营养师支招

用橘子皮和菊花一起泡茶饮用，有助于降压。

营养巧搭配

橘子　　　玉米

有利于维生素的吸收

人群须知

推荐人群：心血管病患者；高血压患者。

慎食人群：风寒咳嗽、痰饮咳嗽者；皮肤黄染者。

総热量
330千卡

蛋白质
12克

脂肪
6克

糖类
58克

橘子草莓酸奶汁 ②人份

材料　草莓 100 克，橘子 2 个（约 100 克），酸
奶 300 毫升。

做法

1 草莓去蒂，洗净，切丁；橘子去皮，切小块。

2 将草莓丁、橘子块和酸奶一同放入果汁机中
打匀即可。

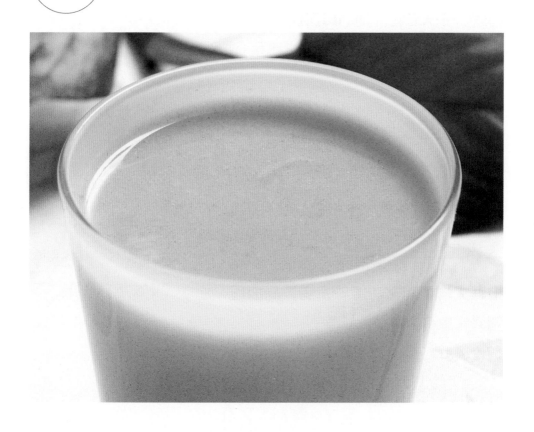

山楂

扩张血管，辅助降压

降压关键词		推荐用量	
山楂酸、柠檬酸		每天吃30克为宜。	

性味归经				
性微温，味酸、甘；归脾、胃、肝经。				

钠	热量	蛋白质	脂肪	糖类
5.4毫克	102千卡	0.5克	0.6克	25.1克

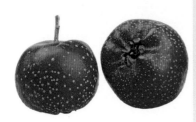

为什么适宜吃

利尿、扩张血管，辅助降血压

山楂含有的山楂酸、柠檬酸能利尿、扩张血管，可起到辅助降血压的作用。

营养师支招

用适量山楂干泡水，代茶频饮，对降脂降压有益。

人群须知

推荐人群： 消化功能不良者；高血压、血脂异常患者。

慎食人群： 胃酸分泌过多者。

营养巧搭配

山楂　　糯米

健脾胃、消积食

山楂消脂粥 ②人份

材料 山楂 50 克，糯米 100 克。

调料 冰糖 10 克。

做法

1 糯米淘洗干净，用清水浸泡 3 小时；山楂用
清水浸泡 5 分钟，洗净，去蒂除子，切小块。

2 锅置火上，倒入适量清水烧开，下入糯米，
大火烧开后转小火煮至米粒八成熟，加山楂
块煮至米粒熟烂粥稠，加冰糖煮至化即可。

蛋白质
8克

脂肪
1克

糖类
91克

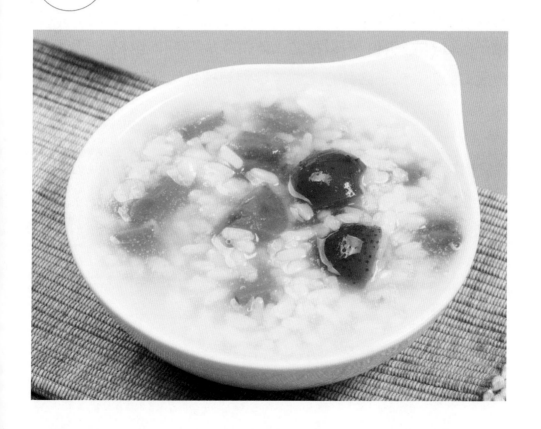

柚子

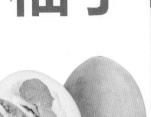

补钾、维生素 C，控血压

降压关键词	推荐用量
钾、维生素 C	每天宜吃 50~100 克。

性味归经

性寒，味甘、酸；归胃、肺经。

钠	热量	蛋白质	脂肪	糖类
3.0 毫克	42 千卡	0.8 克	0.2 克	9.5 克

为什么适宜吃

富含钾，有益于降压

柚子含有丰富的钾，可以帮助人体将多余的钠排出体外，从而降血压。此外，柚子含有的维生素 C 具有扩张血管的作用，有利于稳定血压。

营养师支招

柚子含有抑制药物作用的物质，会增加降压药的不良反应，所以刚吃完药不宜食用柚子。

营养巧搭配

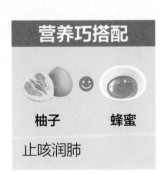

柚子　　蜂蜜

止咳润肺

人群须知

推荐人群：高血压患者；消化功能不良者；慢性支气管炎患者。

慎食人群：肾病、高钾血症患者。

总热量 **412**千卡	# 蜂蜜柚子茶 ③人份
蛋白质 **7**克	**材料** 柚子1个，蜂蜜20克。
	调料 冰糖适量。
脂肪 **2**克	**做法**
	1 柚子洗净，将柚子的果肉剥出，去除薄皮及子，用勺子捣碎。
糖类 **94**克	2 将柚子皮、果肉和冰糖放入锅中，加水煮开，转为小火，不停搅拌，熬至汤汁黏稠、柚子皮金黄透亮即可。
	3 待黏稠的柚子汤汁冷却，放入蜂蜜搅拌均匀，装入准备好的空瓶中，放冰箱冷藏一周左右，取适量用温水冲调即可饮用。

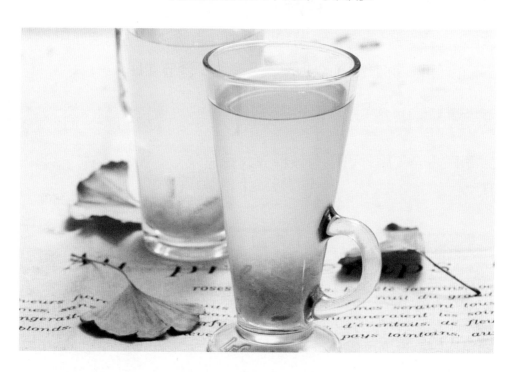

其他类

大蒜

有利于平稳血压

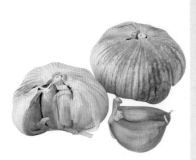

降压关键词	推荐用量
大蒜素、硒	每餐宜吃生蒜2~3瓣（10~15克），熟蒜3~4瓣（15~20克）。

性味归经	
性温，味辛；归脾、胃、肺经。	

钠	热量	蛋白质	脂肪	糖类
19.6 毫克	128 千卡	4.5 克	0.2 克	27.6 克

为什么适宜吃

防止血小板凝集，有助于控血压

大蒜所含大蒜素能降低血清和肝脏中的脂肪，有助于控血压；大蒜中含有的硒能防止血小板凝集，有助于调节血压。

营养师支招

大蒜宜切碎食用，可以有效释放大蒜有效成分。

人群须知

推荐人群：高血压患者；癌症患者；易疲乏者。

慎食人群：胃溃疡患者。

营养巧搭配

 😊

大蒜　　　　猪肉

消除疲劳

 😊

大蒜　　　　黄豆

促进糖代谢

蒜泥肉片 ③人份

材料　猪肉 250 克，去皮大蒜 25 克。

调料　香菜末、酱油、香油各适量。

做法

1 猪肉洗净，煮熟，切片，装盘；大蒜捣成蒜泥，加酱油和香油调匀。

2 将蒜泥汁淋在肉片上，撒上香菜末即可。

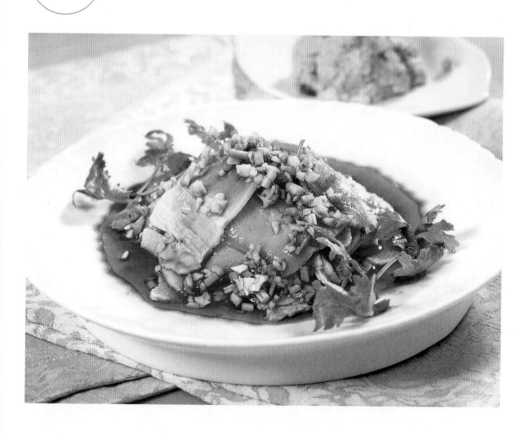

醋

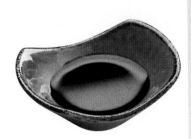

软化血管，降血压

降压关键词	推荐用量
醋酸	每餐宜吃 10～30 毫升。

性味归经

性温，味酸、苦；归胃、肝经。

钠	热量	蛋白质	脂肪	糖类
262.1毫克	31千卡	2.1克	0.3克	4.9克

为什么适宜吃

软化血管，降血压

醋中的醋酸可抑制胆固醇的合成，软化血管并维持血管弹性；醋还有利尿功效，促进钠的排出，从而起到降血压的作用。

营养师支招

做菜时，多烹入些醋既可增加菜肴的风味，又可减少盐的用量，起到防治高血压的作用。

营养巧搭配

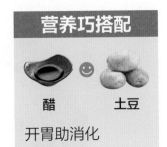

醋　　　土豆

开胃助消化

人群须知

推荐人群：神经性皮炎患者；高血压、血脂异常患者；经期不适者。

慎食人群：胃溃疡患者。

总热量 **162**千卡
蛋白质 **5**克
脂肪 **1**克
糖类 **36**克

醋熘土豆丝 ②人份

材料 土豆 200 克。

调料 葱段、花椒、干辣椒各适量，盐1克，
醋 20 毫升。

做法

1 土豆洗净去皮，切细丝，放入凉水中浸泡 10
分钟，沥干水分。

2 锅内放油烧热，下花椒炸至表面开始变黑，
捞出，放入干辣椒，随后立即将沥干水的土
豆丝倒进去，翻几下，放醋、盐，待土豆丝
熟时加入葱段拌匀即可。

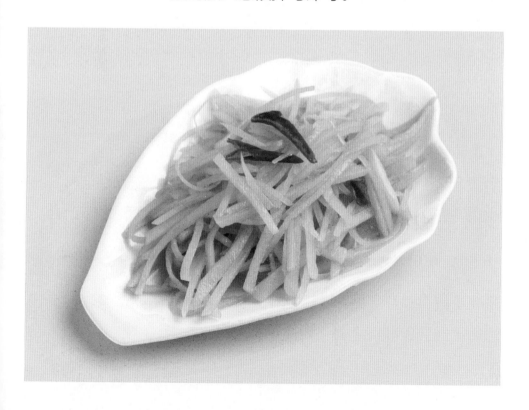

酸奶

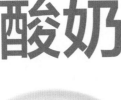

促进消化，补钙控压

降压关键词	推荐用量
钙	每天宜喝100～200毫升。

性味归经

性平，味酸、甘；归心、肺、胃经。

钠	热量	蛋白质	脂肪	糖类
32.5毫克	70千卡	3.2克	1.9克	10.0克

为什么适宜吃

减轻钠对血压的不利影响

酸奶含有丰富的钙，能增加尿钠排泄，减轻钠对血压的不利影响，有利于降血压。

营养师支招

肠胃不好的人可将刚从冰箱里拿出来的酸奶放到40℃左右的温水中浸泡一会儿再饮用。

营养巧搭配

酸奶　　　苹果

开胃促食

人群须知

推荐人群： 儿童、老年人；消化功能不良者；高血压患者。

慎食人群： 胃酸过多者、胃溃疡患者。

酸奶蔬果沙拉 ②人份

总热量 **126**千卡	

材料 小番茄50克，黄瓜、苹果、橘子各100克，酸奶150毫升。

做法

1 小番茄洗净，一切为二；黄瓜、苹果洗净，切块；橘子剥皮，分瓣。

2 将小番茄、黄瓜块、苹果块、橘子瓣放入盘中，倒入酸奶搅拌均匀。

总热量
126千卡

蛋白质
3克

脂肪
1克

糖类
30克

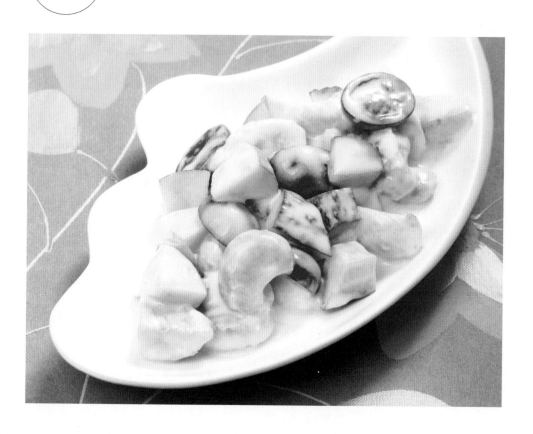

脱脂牛奶

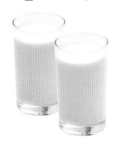

维持血压的稳定

降压关键词	推荐用量
钙	每天宜喝200~300毫升。

性味归经

性平，味甘；归心、肺、胃经。

钠	热量	蛋白质	脂肪	糖类
127.3毫克	34千卡	3.5克	0.3克	4.6克

为什么适宜吃

有助于维持血压稳定

脱脂牛奶含有丰富的钙，研究表明，当一个人血钠过高而血钙又过低时，其血压就会明显上升。因此高血压患者经常饮用脱脂牛奶，有助于维持血压稳定。

营养师支招

对于肠胃偏寒者，喝冷牛奶会刺激肠道过度蠕动，可能引起轻度腹泻，可加热后再饮用。

人群须知

推荐人群：高血压患者；骨质疏松患者；压力大、失眠者。

慎食人群：乳糖不耐受者。

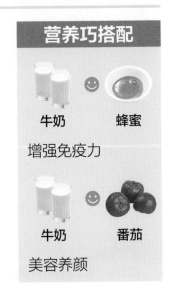

营养巧搭配

牛奶 　　 蜂蜜

增强免疫力

牛奶 　　 番茄

美容养颜

油菜牛奶汁 *1*人份

材料 油菜 150 克，脱脂牛奶 200 毫升。

调料 蜂蜜 5 克。

做法

1 油菜洗净，去根，切段，焯熟备用。

2 将油菜段与牛奶一同放入榨汁机中，搅打成汁。

3 将榨好的油菜牛奶汁倒入杯中，加入蜂蜜调匀即可。

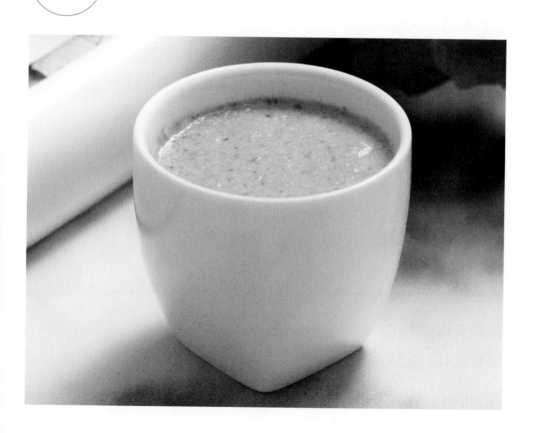

绿茶

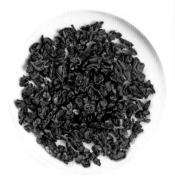

舒张血管，调控血压

降压关键词	推荐用量
儿茶素、氨茶碱	每次宜用 5~10 克。

性味归经

性微寒，味甘、苦；归心、肺、胃经。

钠	热量	蛋白质	脂肪	糖类
28.2 毫克	328 千卡	34.2 克	2.3 克	50.3 克

为什么适宜吃

扩张血管，降血压

绿茶中所含的儿茶素对血管紧张素转换酶的活性有抑制作用，促使缓激肽分泌较多，有利于扩张血管，避免血管收缩引起血压上升。绿茶中的氨茶碱可扩张血管，也有利于降血压。

营养师支招

用少许热水醒茶，再加冷水冲净，如此即泡即喝，不烫口。

人群须知

推荐人群：高血压患者；肥胖症患者。
慎食人群：失眠者；贫血患者。

营养巧搭配

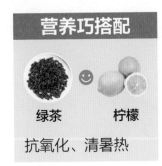

绿茶　　柠檬

抗氧化、清暑热

蜂蜜柠檬绿茶 (1)人份

材料 柠檬半个，绿茶 5 克。

调料 蜂蜜适量。

做法

1 柠檬洗净，切片；绿茶用 80℃ 热水冲泡，放置 10 分钟左右，待绿茶泡出味道和颜色后，将茶叶过滤掉。

2 等茶温凉之后，加入柠檬片和蜂蜜，搅拌均匀。直接饮用或放冰箱冷藏后饮用均可。

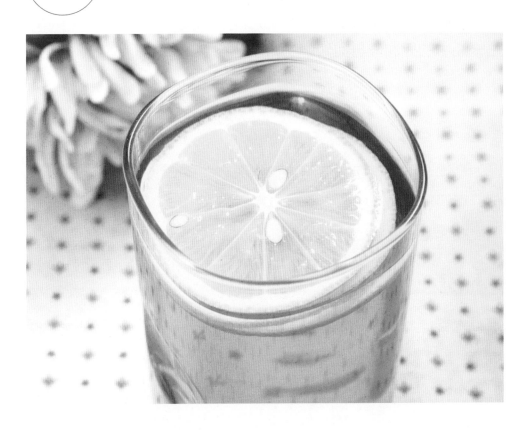

玉米油

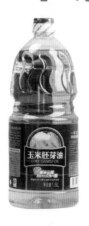

减小血流阻力，控血压

降压关键词		推荐用量		
亚油酸		每天宜用 10~15 克。		

性味归经

性平，味甘；归脾、胃、心经。

钠	热量	蛋白质	脂肪	糖类
1.4 毫克	895 千卡	—	99.2 克	0.5 克

为什么适宜吃

减小血流阻力，控血压

玉米油中的亚油酸与血液中的胆固醇结合，有助于调血脂，从而减小血流阻力，控血压。

营养师支招

因为烹调油富含不饱和脂肪酸，热稳定性低，高温加热易产生有害物质，所以烹调温度要尽量降低。

营养巧搭配

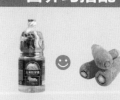

玉米油   胡萝卜

促进胡萝卜素的吸收

人群须知

推荐人群："三高"患者、心脑血管疾病患者。

慎食人群：腹泻者。

总热量
72千卡

蛋白质
5克

脂肪
1克

糖类
13克

金针菇拌黄瓜 ③人份

材料 金针菇、黄瓜各150克。

调料 葱丝、蒜末各5克，醋3克，盐1克，
玉米油2克，香油1克。

做法

1 金针菇去根，洗净，入沸水中焯透，捞出，
沥干水分，凉凉，切段；黄瓜洗净，切丝；
蒜末用玉米油爆香。

2 取小碗，放入葱丝、蒜末、醋、盐和香油拌
匀，对成调味汁。

3 取盘，放入金针菇段和黄瓜丝，淋入调味汁
拌匀即可。

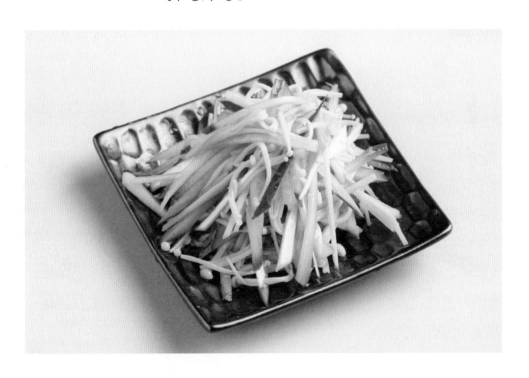

香油

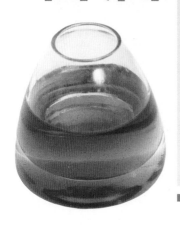

辅助治疗动脉硬化和高血压

降压关键词	推荐用量
亚麻酸、维生素 E	每天宜用 5~15 克。

性味归经

性凉，味甘；归大肠经。

钠	热量	蛋白质	脂肪	糖类
1.1 毫克	898 千卡	—	99.7 克	0.2 克

为什么适宜吃

辅助治疗动脉硬化和高血压

香油含有亚麻酸和维生素 E，二者同时存在，不但克服了亚麻酸容易氧化的缺点，又起到协同作用，对动脉硬化和高血压有辅助治疗效果。

营养师支招

香油高温加热后会失去香气，营养物质也会受损，因而适合做凉拌菜。如要炒食，最好在出锅前加入调味。

营养巧搭配

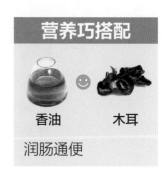

香油　　木耳

润肠通便

人群须知

推荐人群：高血压、心脑血管疾病患者；慢性咽炎患者。

慎食人群：腹泻者。

总热量
53千卡

蛋白质
2克

脂肪
1克

糖类
13克

香油拌双耳 **1**人份

材料 干木耳、干银耳各 10 克，红彩椒适量。

调料 香油 5 克，盐 1 克，香菜段少许。

做法

1 木耳、银耳泡发，分别洗净后撕小块，入沸水中焯熟，取出，沥水凉凉；红彩椒洗净，去蒂除子，切小块。

2 木耳和银耳中加入红彩椒块、香菜段、盐、香油，拌匀装盘即可。

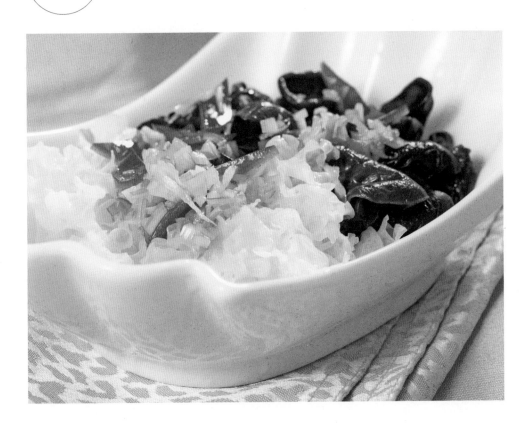

橄榄油

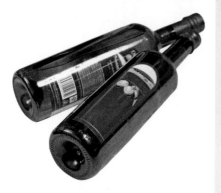

降低血液黏度，调节血压

降压关键词	推荐用量
单不饱和脂肪酸、多酚类物质	每天宜用 10~15 克。

性味归经

性平，味甘、酸；
归肺经。

钠	热量	蛋白质	脂肪	糖类
—	899 千卡	—	99.9 克	—

为什么适宜吃

扩张血管，降血压

橄榄油所含的单不饱和脂肪酸有利于血管健康，使血液流通顺畅，从而防止血压升高。橄榄油还含有一种多酚类物质，可降低血液黏度，调节血压。

营养师支招

初榨橄榄油除脂肪外，还含有其他有益成分，加热时容易冒烟，还容易破坏某些有益成分，所以最好不要过分加热。

营养巧搭配

橄榄油　　　　黄瓜

开胃促食

人群须知

推荐人群： 高血压患者；便秘者。
慎食人群： 急性肠胃炎患者。

橄榄油土豆沙拉 ②人份

材料 土豆150克，小萝卜、黄瓜各100克。

调料 橄榄油5克，白醋、胡椒粉各适量，盐
1克。

做法

1 土豆去皮，洗净，切小块，用清水浸泡10分
钟，沸水煮熟；小萝卜和黄瓜洗净，切块。

2 将土豆块、小萝卜块、黄瓜块一起放入碗中，
加橄榄油、白醋、盐、胡椒粉搅拌均匀即可。

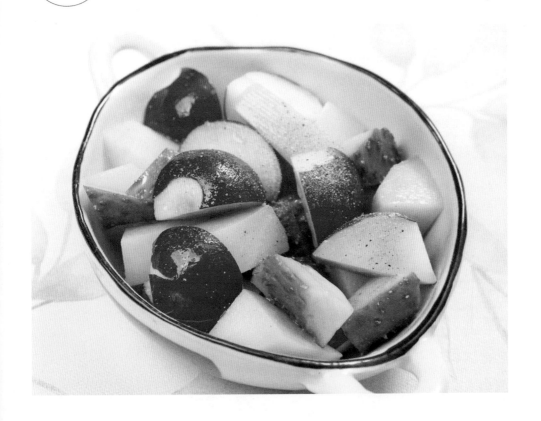

专题 这 11 种食物应远离

01

油条

对高血压患者的危害

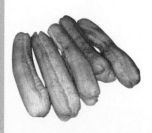

1. 油条经过反复高温加热后，其中的不饱和脂肪酸所产生的聚合物——二聚体、三聚体，毒性较强。

2. 高温使蛋白质变质而降低其营养价值；高温会破坏食物中的脂溶性维生素，如维生素 A、维生素 E。

3. 油条中加入了明矾，会使铝含量严重超标。过量摄入铝对人体有害，会影响智力发育，可能导致阿尔茨海默病。

02

方便面

对高血压患者的危害

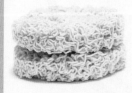

1. 方便面含钠高，其中的钠主要来自调味料和汤包，调味料富含盐和酱料。一袋方便面中所携带的小袋调味料中含盐量约为5.6 克，相当于一个人一天的推荐摄入量。

2. 方便面经过油炸，营养价值下降，几乎不含维生素 C，原本富含的 B 族维生素也被破坏了。吃得过多，还会导致脂肪摄入超标。

03

月饼

对高血压患者的危害

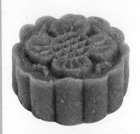

  1. 由于月饼在制作过程中大多添加了动物性油脂，其脂肪与含糖量都很高，如果过量食用，容易引起肥胖和血糖升高，对高血压患者很不利。

  2. 月饼，尤其是蛋黄月饼、肉馅月饼食用过多，很容易使血液中胆固醇和甘油三酯含量升高。

04

蛋糕

对高血压患者的危害

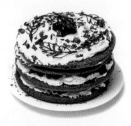

  1. 蛋糕外观漂亮，口感好，但常吃会增加血液中低密度脂蛋白胆固醇的含量，同时会减少可预防心脏病的高密度脂蛋白胆固醇的含量，增加高血压患者患冠心病的危险。

  2. 蛋糕富含脂肪，常吃会使血液黏度增高，促使血栓形成，加快动脉粥样硬化，增加糖尿病的发病率。

  3. 蛋糕店用的巧克力，绝大部分都是代可可脂巧克力，含过多反式脂肪酸。而反式脂肪酸对人体健康危害很大。

05

咸菜

对高血压患者的危害

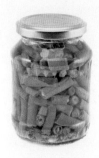

1. 咸菜含盐量很高，长期食用可诱发高血压。

2. 食用咸菜过多还容易导致体内血容量增加，加重心脏和肾脏的负担。

06

鱼子酱

对高血压患者的危害

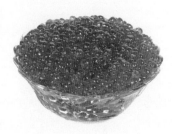

鱼子酱是高血压患者应忌食的高盐、高胆固醇食物，摄入过多不利于血压、血脂的控制。

07

鱿鱼干

对高血压患者的危害

1. 鱿鱼干是高胆固醇食物，每100克鱿鱼干含有871毫克胆固醇，因此高血压患者不宜吃鱿鱼干。

2. 鱿鱼干含盐量很高，高盐是高血压患者饮食的大忌。

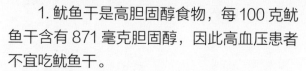

08

烈酒

对高血压患者的危害

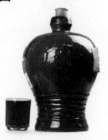

　　饮用烈性白酒能使血浆及尿中儿茶酚胺含量增高，而儿茶酚胺会使血压升高。长期过量饮用烈酒不但会引发高血压，还会导致胆固醇增高，引发心脑血管疾病。

09

香肠

对高血压患者的危害

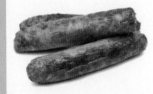

　　1. 香肠是典型的高脂高钠食品，100 克香肠含脂肪 40.7 克，含钠 2309.2 毫克。脂肪、钠都对高血压患者控制病情极为不利，需严格控制摄入量，因此，高血压患者应尽量少吃香肠。

　　2. 香肠在制作过程中还添加了亚硝酸盐以及防腐剂等多种添加剂，高血压患者应少吃。

10

蜜饯

对高血压患者的危害

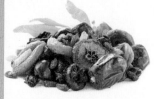

话梅、陈皮、橄榄之类的蜜饯，虽然酸甜可口，含盐量却极高，在制作过程中，需要先经过长时间的盐水浸泡，取出晒干后再用糖料腌制。摄入过多盐分会使血容量增加，血管壁压强增大，从而导致血压升高，还会阻碍能扩张血管的一氧化氮的释放，增加动脉硬化的风险。

11

碳酸饮料

对高血压患者的危害

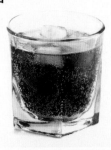

碳酸饮料含糖量很高，长期过量饮用会增加肾脏负担，引起慢性肾功能不全，导致血压升高。在日常生活中应尽量避免喝碳酸饮料，多喝白开水。

PART 3

降压中药
平稳降压更自然

杜仲

对血压有双向调节作用

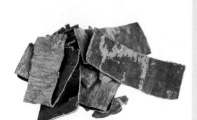

性味归经	用　法
性温，味甘、微辛；归肝、肾经。	内服：煎汤，浸酒，或入丸、散。

推荐用量
每日 6~15 克为宜。

为什么适宜吃

对血压具有双向调节作用

杜仲含有降压成分，并对血压具有双向调节作用；杜仲皮含有丰富的钙和硅，都参与调节心血管功能。

预防心脑血管疾病

杜仲含多种不饱和脂肪酸，能帮助高血压患者预防并发心肌梗死和脑梗死等众多心脑血管疾病。

人群须知

推荐人群： 高血压患者；肾气不足者。
慎食人群： 阴虚火旺者。

杜仲猪腰汤 ②人份

材料 猪腰1对，杜仲30克，去核红枣10枚，核桃仁适量。

调料 香油、胡椒粉各适量，盐2克。

做法

1 猪腰洗净，从中间剖开，去脂膜，切片。

2 将猪腰片、杜仲、去核红枣、核桃仁一起放入砂锅中，加入适量水，大火烧沸，转小火炖煮至熟，加盐、香油、胡椒粉调味。

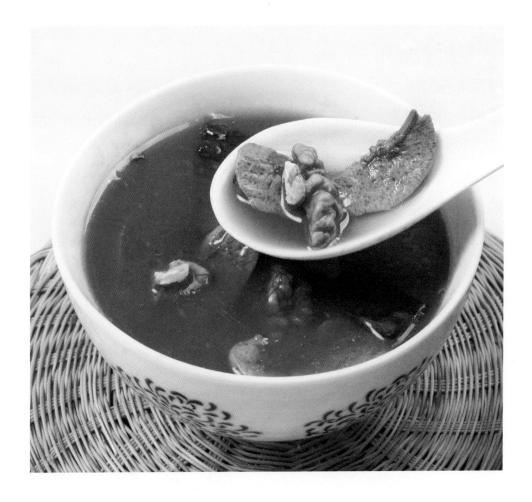

决明子

降压，明目

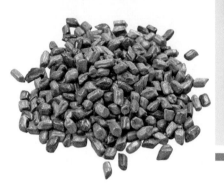

性味归经	用　　法
性微寒，味甘、苦； 归肝、大肠经。	内服：煎汤。 外用：研末调敷。

推荐用量
每日5～15克为宜。

为什么适宜吃

利尿降压
决明子中的提取物有助于调节血压、利尿消肿，尤其对于伴有烦躁、爱发火、头痛眩晕等情况的肝阳上亢型高血压患者有益。

对合并便秘的高血压患者有益
决明子含有大黄素、大黄酚等有机成分，有助于排出胃肠积滞，因此特别适合合并便秘的高血压患者服用。

人群须知

推荐人群： 便秘患者；肥胖症患者；高血压患者。

慎食人群： 大便溏泄者。

决明子烧茄子 ②人份

材料　紫皮长茄子 400 克，决明子 10 克。

调料　酱油适量，盐 1 克。

做法

1 茄子去蒂，洗净，切丁。

2 决明子洗净，置于砂锅中，加入适量清水煎煮约 30 分钟后，去药渣留汁液备用。

3 炒锅置火上，加入植物油烧热，放入茄子丁翻炒 3~5 分钟，放入煎好的决明子药液、酱油炖至茄子丁熟烂，最后加盐调味即可。

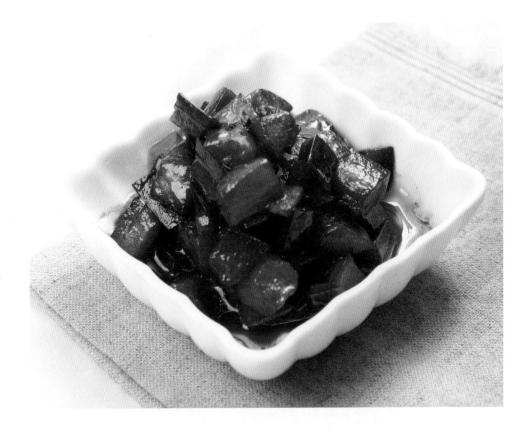

车前子

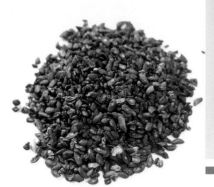

扩张血管，促进钠排出

性味归经	用　法
性寒，味甘；归肝、肾、肺、小肠经。	内服：煎汤，或入丸、散。
推荐用量	外用：水煎外洗，或研末调敷。
每日5~15克为宜。	

为什么适宜吃

促进钠排出

车前子在利尿过程中可以促进钠排出，有利于降压。

消炎止咳，利于支气管疾病的治疗

车前子中的车前苷有兴奋分泌神经的作用，除能促进气管及支气管黏液的分泌外，还能抑制呼吸中枢，使呼吸加深变慢。

人群须知

推荐人群： 咳嗽者、慢性气管炎患者；高血压患者；急性膀胱炎患者。

慎食人群： 内伤劳倦、肾虚精滑者。

车前子粥 ②人份

材料　车前子 20 克，大米 100 克。

调料　冰糖适量。

做法

1 大米淘洗干净，浸泡 2 小时。

2 将车前子用纱布包好后煎汁，再将大米放入车前子煎汁中同煮为粥，最后调入适量冰糖。每日早晚温热食用。

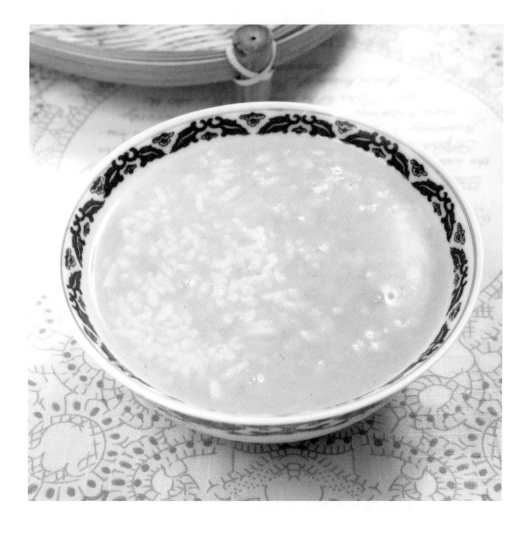

丹参

改善微循环，调控血压

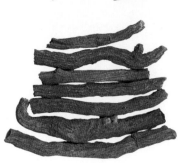

性味归经	用　法
性微寒，味苦；归心、肝经。	内服：煎汤，浸酒，泡茶。

推荐用量

每日 5~15 克为宜。

为什么适宜吃

扩张外周血管，降血压

丹参含有丹参酮、原儿茶酸等成分，有助于扩张外周血管，改善微循环，降血压，适用于瘀血阻络型、气血不足型高血压患者，能减轻头晕、头痛等症状。

防治高血压并发冠心病引起的心绞痛

丹参能扩张冠状动脉，增加冠状动脉血流量，防治高血压并发冠心病引起的心绞痛。

人群须知

推荐人群：胸腹刺痛、心烦不眠者；心绞痛患者；慢性肝炎、支气管炎患者；高血压、心脏病患者。

慎食人群：产后出血者。

丹参海蜇煲 ③人份

材料　海蜇皮 500 克，丹参 15 克。

调料　料酒、姜片、葱段、香油各适量，盐 1 克。

做法

1 海蜇皮用水浸泡 30 分钟，捞出沥干，切 4 厘米长的段；丹参洗净润透，切薄片。

2 将丹参片、姜片、葱段、料酒放入炖锅内，加适量清水，置大火上烧沸，转小火煲 20 分钟，加入海蜇皮段、盐、香油煮熟即可。

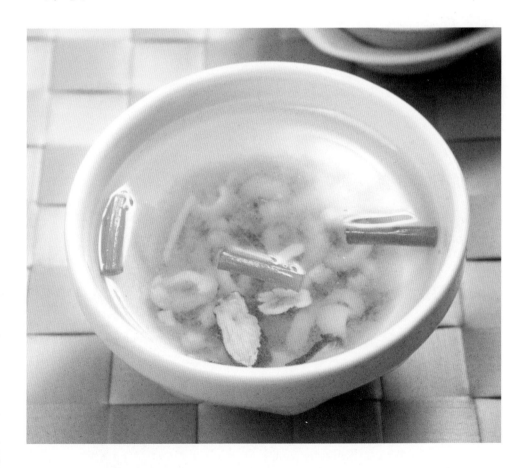

葛根

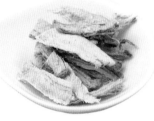

减小外周血管阻力，平稳血压

性味归经	用　　法
性凉，味甘、辛；归脾、胃经。	内服：煎汤。

推荐用量

每日 10~15 克为宜。

为什么适宜吃

葛根素改善头痛、头晕等高血压症状

葛根所含的葛根素对高血压引起的头痛、头晕、颈项强痛和耳鸣等症状有疗效。

对高血压并发冠心病患者有益

葛根提取物能使心率减慢、外周血管阻力减小，从而使心肌耗氧量降低，提高心肌工作效率，适用于高血压并发冠心病患者。

人群须知

推荐人群："三高"、心脑血管疾病患者；更年期女性；易上火者。

慎食人群：脾胃虚寒者。

葛粉粥 ②人份

材料　葛根粉 30 克，大米 100 克，枸杞子 10 克。

调料　蜂蜜适量。

做法

1 大米淘洗干净，浸泡 3 小时；枸杞子洗净。

2 将大米、葛根粉、枸杞子放入砂锅内，加适量清水，用小火煮至粥稠，凉至温热，加入适量蜂蜜调匀即可。

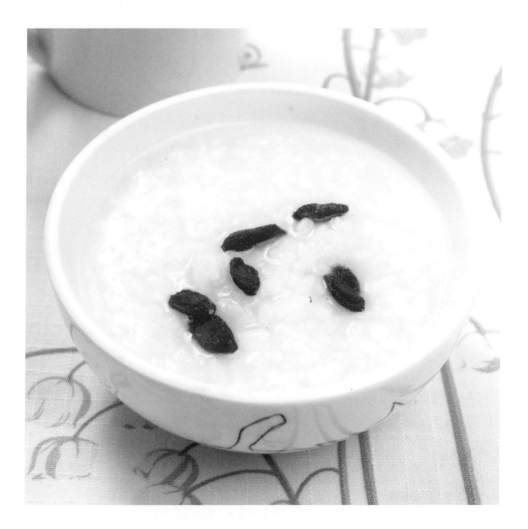

菊花

平抑肝阳，调控血压

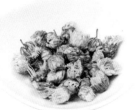

性味归经	用　法
性微寒，味甘、苦；归肺、肝经。	内服：煎汤，泡茶，或入丸、散。 外用：煎水外洗，或捣敷。

推荐用量

每日 10～15 克为宜。

为什么适宜吃

平肝明目，缓解头晕、头痛等症状

菊花有疏风散热、平肝明目的功效，适用于肝阳上亢型、阴虚阳亢型高血压患者，有助于缓解头晕、头痛、心烦、失眠等症状。

镇静消肿

菊花有疏风、平肝的功效，对感冒、头痛有辅助治疗作用，还可用于治疗外感风热、心火烦热、目赤肿痛。

人群须知

推荐人群：头昏脑涨、目赤肿痛者；嗓子疼、肝火旺者；高血压、血脂异常患者。

慎食人群：体虚、脾虚、胃寒者；腹泻者。

菊花枸杞茶 （1人份）

材料　菊花6朵，枸杞子8粒。

调料　冰糖少许。

做法

1 将菊花、枸杞子放入杯中，用沸水冲泡，闷5分钟。

2 调入冰糖，待温热后即可饮用。

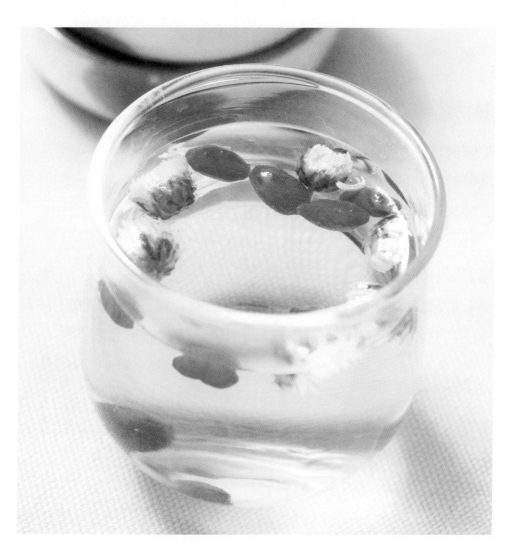

荷叶

清热平肝，利尿控压

性味归经	用　法
性平，味苦、涩；归肝、脾、胃经。	内服：煎汤，或入丸、散。 外用：捣敷，研末，或煎水。

推荐用量	
每日干品5~10克（鲜品15~30克）为宜。	

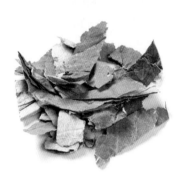

为什么适宜吃

扩张血管，降血压

从荷叶中提取的生物碱——荷叶碱可扩张血管，降血压。荷叶还有清热平肝的功效，能改善高血压患者头痛眩晕的症状。

降血脂，保护心肌

荷叶能降低血清中甘油三酯和胆固醇含量，具有调节血脂的保健作用。荷叶富含的黄酮类物质有助于抗氧化、保护心肌。

人群须知

推荐人群： 血热吐衄者；便秘、肥胖症患者；脂肪肝、血脂异常、高血压患者。

慎食人群： 脾胃虚寒、尿频者。

荷叶柠檬苦瓜茶 ①人份

材料　荷叶干品、柠檬草各 5 克，苦瓜干品 4 片。

做法

1　荷叶洗净，撕小片；柠檬草、苦瓜洗净。

2　将全部材料放入杯中，倒入沸水，盖盖闷泡约 10 分钟后即可饮用。

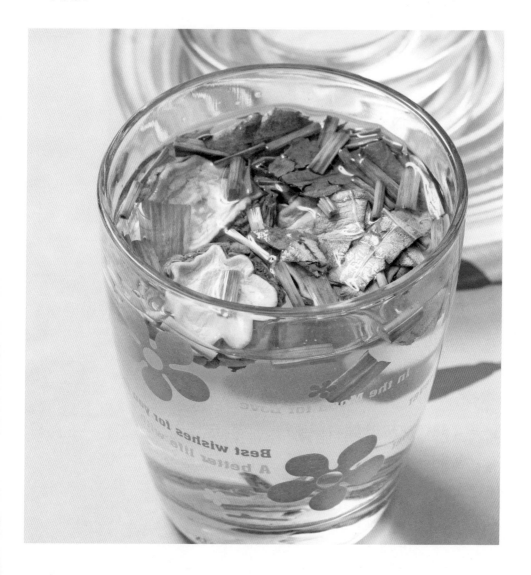

玉米须

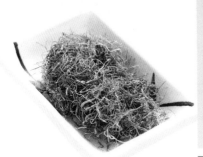

清热利尿，排钠控压

性味归经
性平，味甘；归膀胱、肝、胆经。

用　法
内服：煎汤。
外用：烧烟吸入。

推荐用量
每日 15~30 克为宜。

为什么适宜吃

促进钠排出，控制血压
玉米须有利尿作用，可促进机体内钠的排出，减少细胞外液和血容量，有助于控制血压。

减少或消除尿蛋白，改善肾功能
玉米须有利尿、消肿的作用，可减少或消除尿蛋白，改善肾功能，还能辅助治疗肾炎引起的高血压。

人群须知

推荐人群：高血压、血脂异常患者；胆结石患者。
慎食人群：低血压、低血糖患者；尿频尿急者。

玉米须西瓜香蕉汤 ③人份

材料　西瓜 300 克，香蕉 1 根，玉米须少许。

调料　冰糖适量。

做法

1 玉米须洗净；香蕉去皮，切块；西瓜取瓤去子，切块。

2 将玉米须、西瓜块和香蕉块一同放入砂锅里，加适量水煎
  10 分钟即可。

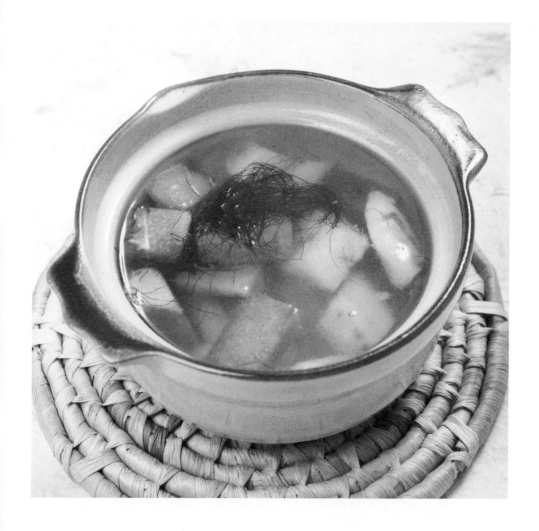

天麻

减小血管阻力，改善高血压症状

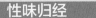

性味归经	用　　法
性平，味甘；归肝经。	内服：煎汤，或入丸、散。
推荐用量	
每日 8~15 克为宜。	

为什么适宜吃

减小血管阻力

天麻具有轻度降血压作用，对血管平滑肌有解痉作用，可以减小冠脉血管阻力，改善血管功能不良导致的老年性高血压症状。

调节神经、血管功能

天麻有调节神经系统的作用，对面神经抽搐、肢体麻木、偏瘫等有一定食疗作用，还可缓解血管平滑肌痉挛。

人群须知

推荐人群： 高血压患者；心脏病患者；头痛、风湿痛等患者。

慎食人群： 阴虚血虚者。

天麻鱼头汤 ③人份

材料　胖头鱼鱼头 800 克，虾仁、鸡胸肉各 50 克，鲜香菇 40 克，天麻片 15 克。

调料　葱段、姜片、盐、胡椒粉各适量。

做法

1 胖头鱼鱼头洗净；香菇洗净，去蒂，切片；虾仁洗净；鸡胸肉洗净，切片。

2 锅内倒适量植物油烧热，放鱼头煎片刻，加香菇片、鸡片略炒，倒入适量清水，加入天麻片、葱段、姜片，小火煮 20 分钟，放入虾仁煮熟，加盐、胡椒粉即可。

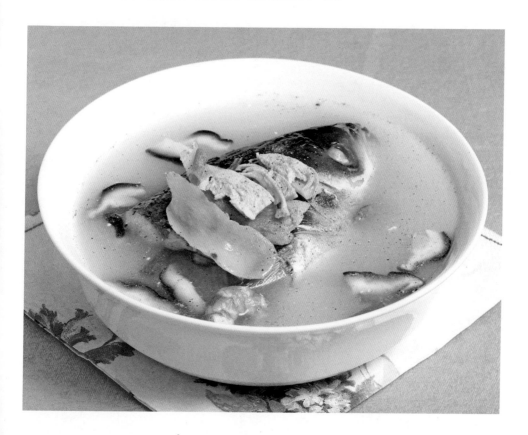

枸杞子

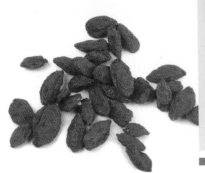

缓解因高血压引起的头晕

性味归经	用　法
性平，味甘；归肝、肾经。	内服：泡茶，浸酒，或做汤羹菜肴。

推荐用量

每日 6~15 克为宜。

为什么适宜吃

滋补肝肾，缓解因高血压引起的头晕耳鸣等症状

枸杞子有滋补肝肾的功效，所以常用于高血压的调养，能缓解因高血压引起的精神不振、头晕耳鸣等症状，特别适用于肾精不足型、瘀血内阻型、阴阳两虚型高血压患者。

保护肝脏、肾脏

枸杞子具有缓解神经衰弱、保护肝脏、辅治肾虚等功效。

人群须知

推荐人群：肾虚者；动脉硬化患者；用眼过度者；高血压、糖尿病、血脂异常患者。

慎食人群：脾虚泄泻者。

杞菊炒鸡块 ②人份

材料 枸杞子 20 克，鲜菊花 20 克，鸡肉 150 克。

调料 葱花、姜片、酱油、料酒各适量，盐 1 克。

做法

1 枸杞子、菊花洗净，加适量清水煎煮成汁，取其汁液备用；鸡肉洗净，切块，放入碗中，加盐、料酒、酱油腌渍片刻。

2 炒锅上火，倒入油烧至七成热，放入葱花、姜片炝锅，将腌好的鸡块放入翻炒，鸡块熟时，放入煎好的药汁翻炒均匀即可。

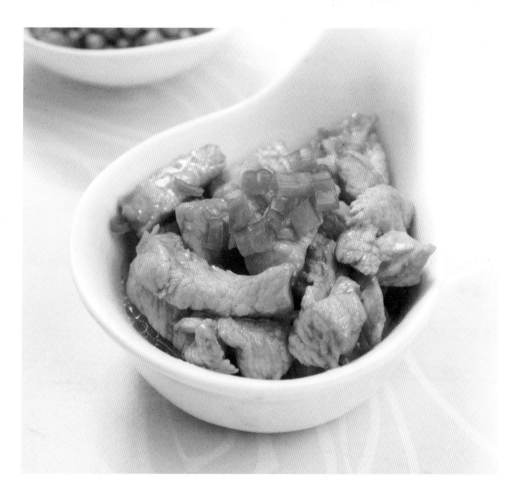

莲子

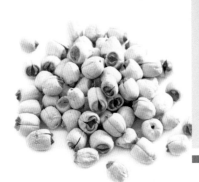

扩张血管，降血压

性味归经	用　法
性平，味甘、涩；归脾、肾、心经。	内服：煮粥做汤。

推荐用量

每日 5~15 克为宜。

为什么适宜吃

扩张血管，降血压

研究表明，莲子所含植物功能成分具有降压作用，其作用机制主要是通过释放组胺，使周围血管扩张，从而辅助降血压。

抗心律不齐

莲子心中所含的生物碱有抗心律不齐的作用。

人群须知

推荐人群： 体虚失眠者；食欲不振者；高血压患者；癌症患者。

慎食人群： 便秘患者。

莲子百合粥 ②人份

材料　大米 50 克，百合 30 克，莲子 20 克。

做法

1 大米淘洗干净，浸泡 1 小时；百合洗净，泡软；莲子洗净，去莲心。

2 锅置火上，加适量清水，放入大米用大火煮沸，加入百合、莲子后转小火继续熬煮 20 分钟即可。

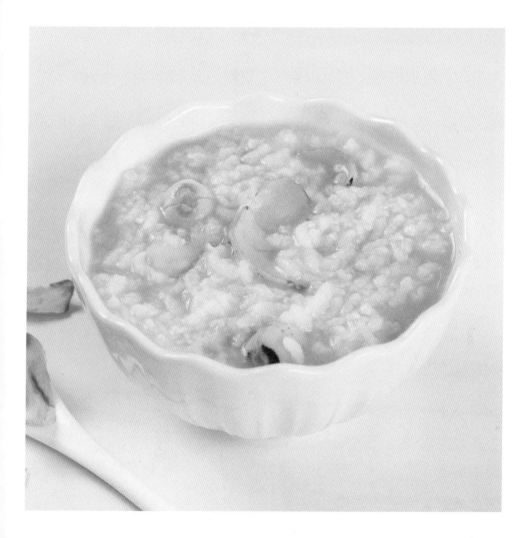

钩藤

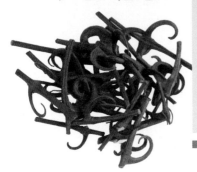

减小血管外周阻力，扩张血管

性味归经	用　法
性微寒，味甘、微苦；归肝、心包经。	内服：煎汤，浸酒，或入丸、散。

推荐用量

每日 5~15 克为宜。

为什么适宜吃

减小血管外周阻力，扩张血管

钩藤含有钩藤碱，能减小血管外周阻力，扩张血管，从而使血压下降。

抗心律失常

钩藤含有钩藤碱、异钩藤碱等，能防止心律失常，起到镇静的作用。

人群须知

推荐人群：肝火旺、头痛者；小儿惊厥患者；高血压、血脂异常患者。

慎食人群：脾胃虚寒者。

天麻钩藤茶　①人份

材料　天麻 5 克，钩藤 6 克，绿茶 5 克。

做法

1 天麻、钩藤洗净，加适量清水煎煮 2 次，去渣。

2 用上述汁液冲泡绿茶，盖严浸泡 5~10 分钟即可。每日一次，代茶饮用。

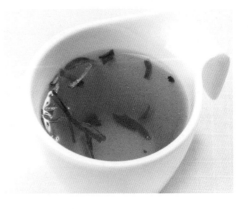

PART 4

高血压
并发症饮食
饮食循律 远离并发症

高血压合并糖尿病饮食
遵守热量限制

糖尿病是由于胰腺分泌胰岛素的功能降低，使血液中的糖分不能很好分解利用，从而处于持续高血糖状态的疾病。高血压、糖尿病经常如影随形，不但容易损害心、脑血管，而且容易伤害肾、眼等器官。高血压合并糖尿病的患者除了坚持合理的药物治疗外，合理、科学的饮食同样非常重要。

高血压合并糖尿病时的饮食关键提示

- 严格限制热量摄入。
- 忌过量食用富含糖类的食物，如米、面等主食。
- 多摄取膳食纤维。
- 严格限盐，每日钠盐的摄入量不应超过 3 克。
- 一日三餐定时定量。
- 不要并餐或暴饮暴食。
- 进餐时宜细嚼慢咽。
- 常吃富含钾和钙的食物。

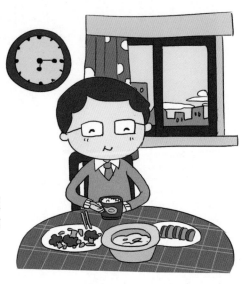

饮食要清淡，最好把晚饭时间安排在下午 6:30 前后，方便饭后适量运动

饮食细节大盘点

1 蛋白质的来源应以牛奶、瘦肉、鸡蛋、大豆及其制品等优质蛋白质为主。优质蛋白质应占全天蛋白质摄入总量的一半左右。

2 餐后血糖较高者可在总热量不变的前提下每日安排4~5餐，这样可保证餐后血糖不会升得太高。

3 尿糖不超过3个加号，空腹血糖不超过11毫摩/升，无酮症酸中毒的患者，可以少量吃些低糖水果。

4 主食多选用不易升高血糖的全谷类和粗粮等食物，如全麦粉、荞麦、燕麦、玉米等。可用土豆、红薯等根茎类食物代替主食。

1 晚饭忌吃得太晚。如果晚饭吃得太晚，饭后不久就要上床睡觉，缺乏适量活动，食物中的热量来不及消耗就会转化成脂肪在身体内储存起来，身体容易发胖。

2 忌吃肥肉等脂肪含量高的食物，以及蛋黄、动物肝脏等高胆固醇食物。

3 忌过食瓜子、花生等零食。这类食物不但含有一定量的糖类，而且脂肪含量高。

食材大搜查

宜选用的食材	粮谷类：全麦、燕麦、荞麦、玉米等 绿叶蔬菜：芹菜、菠菜、大白菜等 瓜茄类蔬菜：苦瓜、冬瓜、黄瓜、南瓜、番茄等 肉蛋奶类：去皮鸡肉、鱼肉、虾、鸡蛋等
可适量吃的食材	粮谷类：大米、面粉等 豆类：绿豆、红豆、大豆及其制品等 坚果种子类：核桃、花生、瓜子等 肉蛋奶类：猪肉、牛肉、羊肉、鸭肉、奶制品等
不吃或少吃的食材	糖类：白糖、红糖、冰糖、软糖、硬糖等 蜜饯类食物：果脯、蜜枣等 含糖饮料：可乐、雪碧等 糖水罐头：菠萝罐头、山楂罐头等 油炸食物：炸鸡块、油条等 高脂肪食物：肥肉、鱼子等 含钠量较高的食物：皮蛋、香肠、火腿、午餐肉、泡菜、咸鸭蛋等

👍 苋菜豆腐鱼 ②人份

材料 苋菜150克，豆腐200克，鳝鱼、骨头汤各100克。

调料 盐1克。

做法

1 鳝鱼去骨、内脏，取净肉；豆腐切块；苋菜择洗干净，切段。

2 锅中放适量油，烧热后放入鳝鱼肉炒至半熟，放豆腐块，加骨头汤煮沸后，放苋菜段煮熟，撒上盐即可。

高血压合并血脂异常饮食
控制脂肪和胆固醇的摄取

　　高血压与血脂异常密切相关，血脂增高往往使原有的高血压症状加重，因此人们风趣地称其为一对"难兄难弟"。高血压合并血脂异常除了药物治疗外，饮食调养也非常重要。

高血压合并血脂异常时的饮食关键提示

- 隔日可以吃1个鸡蛋。
- 适量控制主食、甜食及水果的摄入量。
- 饮食宜清淡，烹调用油应限量，避免进食油煎、油炸食物。
- 不宜暴饮暴食，每餐不宜吃得过饱，以吃七成饱为宜，晚餐要少吃。
- 吃盐应适量，每日盐摄入量应控制在5克以下。
- 尽量不饮酒，特别要避免饮用高浓度的蒸馏酒。

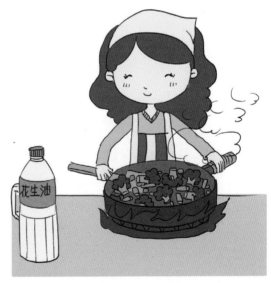

用平底锅，加植物油，猛火快炒的方式做菜，可以减少用油量

饮食细节大盘点

1 常吃有降脂降压作用的食物，如洋葱、木耳、大蒜、芹菜、紫甘蓝、白萝卜、绿豆等。

2 多吃富含钾、钙的食物，如香蕉、土豆、豆制品、海带、奶及奶制品等。

3 每日胆固醇摄入量应低于 200 毫克。胆固醇高者要限制动物脂肪的摄入，增加蔬菜、菌藻、豆类等富含膳食纤维食物的摄入，以促进胆固醇的排泄。

4 科学饮水，每日饮水 1500~1700 毫升，分 6~8 次喝完，但不宜喝浓咖啡、浓茶。

1 忌每日摄入总热量过高。体重超标严重影响患者健康，因此一定要控制热量摄入，以维持理想体重。

2 忌高胆固醇、高脂肪食物。避免食用肥肉、动物内脏、奶油、油腻的汤，鸡、鸭宜去皮食用。

3 忌吃高糖、高盐食物。远离过甜过咸的食物，如蛋糕、巧克力威化饼干、咸鸭蛋、泡菜、酱菜等。

食材大搜查

宜选用的食材	粮谷类：荞麦、高粱米、全麦、薏米、玉米等 绿叶蔬菜：油菜、芹菜、菠菜、马齿苋等 瓜茄类蔬菜：苦瓜、冬瓜、黄瓜、番茄等 水果类：猕猴桃、雪梨、西瓜、草莓等
可适量吃的食材	粮谷类：大米、面粉、小米等 芋薯类：山药、芋头、土豆等 豆类：绿豆、红豆、大豆及其制品等 坚果种子类：榛子、核桃、花生、开心果等 肉蛋奶类：水产品（鱼、虾）、去皮禽肉、奶制品等
不吃或少吃的食材	糖类：白糖、红糖、冰糖、硬糖、软糖等 蜜饯类食物：果脯、蜜枣等 含糖饮料：可乐、雪碧等 油炸食物：炸鸡块、油条等 高脂肪食物：肥肉、鱼子等 含钠量较高的食物：皮蛋、香肠、火腿、番茄酱、泡菜、咸鸭蛋等

👍 肉末海带烧白菜 ③人份

材料 水发海带 250 克，大白菜 200 克，猪瘦肉 100 克。

调料 葱末、姜末、蒜末、料酒、水淀粉、鲜汤各适量，盐 2 克。

做法

1 海带洗净，切长条；大白菜洗净，切条；猪瘦肉洗净，切末。

2 炒锅置火上，倒油烧至五成热，放肉末炒至变色，放入葱末、姜末、蒜末炒香，烹入料酒，加鲜汤、海带条、大白菜条、盐，中火炖熟，用水淀粉勾芡即可。

高血压合并肥胖症饮食
将体重控制在合理范围内

　　高血压和肥胖可以说是形影不离，高血压患者中有大约一半以上的人是肥胖者。肥胖的高血压患者还容易并发血脂异常、糖尿病、动脉硬化等，因此高血压合并肥胖症要引起重视，及时减肥。良好的进餐习惯是保持理想减肥效果的关键。

高血压合并肥胖症时的饮食关键提示

- 三餐热量分配得当：早餐吃饱，午餐吃好，晚餐吃少。
- 最好每次只烹调少量食物，碗中盛放少量食物或用小碗盛装食物，吃完即可。
- 不喝酒和甜饮料。
- 身旁不要放置容易拿取到的食物，尤其是零食。
- 尽量不要与饭量较大或吃饭速度较快的人一起吃饭，容易跟着吃下超量的食物。
- 在想吃第二碗饭前喝杯水，这样易于使饱中枢产生饱腹感而控制食欲。
- 细嚼慢咽，每餐时间不少于 20 分钟，每顿饭以吃"半饱"为好，最多吃七成饱。

饮食细节大盘点

1 控制饮食总热量，膳食营养均衡。限制每日摄入食物的总热量，保证各种营养素的充足供给。

2 宜采用蒸、煮、烧、炒、拌等方法烹调食物，不用或少用煎炸、腌熏等烹调方法。

3 高血压合并肥胖症患者的食谱应以低热量、高蛋白、低糖的食物为主，减少含脂肪多的食物，如肥肉、油炸食品、奶油、全脂牛奶等的摄入。

4 保证蛋白质的充分摄入，供给量以每日每千克体重1克蛋白质为宜。每日蛋白质的摄入量不能过低，以免造成免疫力下降。

5 吃饱腹感强、热量低的食物，比如西蓝花、茄子、黄瓜、豆制品等。

1 忌一边做其他事一边吃饭，比如看电视、看书，这样精神不集中地吃饭，容易在不知不觉中超量进食。

2 忌长期吃精白米面，可在主食中加入一些能增加饱腹感的粗粮，对高血压和肥胖症均有益。

3 忌吃零食不限制。很多肥胖症患者有吃零食的习惯，尤其是高热量零食，一定要改变爱吃不健康零食的习惯。

食材大搜查

宜选用的食材	粮谷类：全麦、荞麦、玉米、糙米等 绿叶蔬菜：芹菜、菠菜、大白菜等 瓜茄类蔬菜：西葫芦、苦瓜、冬瓜、黄瓜、丝瓜、茄子等 水果类：梨、猕猴桃、苹果等 菌藻类：木耳、香菇、草蘑、海带等
可适量吃的食材	粮谷类：小米、高粱米、燕麦等 芋薯类：芋头、山药等 豆类：绿豆、红豆、大豆及其制品等 肉蛋奶类：猪瘦肉、牛瘦肉、去皮禽肉、鱼、虾、脱脂牛奶等
不吃或少吃的食材	含糖饮料：可乐、雪碧等 油炸食物：炸鸡块、油条等 高脂肪食物：肥肉、蟹黄、蛋黄、鱼子等 含钠量较高的食物：皮蛋、香肠、腊肉、火腿、番茄酱等

👍 蒸嫩白菜心 ②人份

材料 嫩白菜心250克，干木耳3朵，海米5克。

调料 葱丝、姜丝、料酒、香油各适量，盐2克。

做法

1 木耳泡发，择洗干净，切丝；海米洗净，泡软；白菜心冲洗干净，切段。

2 取耐热的碗，放入白菜心段，放上木耳丝、海米、葱丝和姜丝，加料酒、适量清水及少许泡海米的水，搅拌均匀，送入烧开的蒸锅，大火蒸15分钟，用盐、香油调味即可。

高血压合并肾功能减退饮食
尽量减轻肾脏的负担

　　高血压与肾脏的关系较为密切。肾脏疾病如果得不到有效控制，会引起高血压。反过来，如果血压控制不好，又可以引起肾脏损害。高血压合并肾功能减退的饮食应以保护肾功能、预防肾功能减退为主。

高血压合并肾功能减退时的饮食关键提示

* 热量不要限制得太严。由于要限制饮食中的蛋白质摄入量，只有保证足够的热量摄入，才能保护蛋白质不被过多氧化而用来提供热量，充足的热量能使摄入的有限的蛋白质更好地发挥作用。

* 脂肪所提供的热量不超过总热量的 30%。同时应注意摄入的脂肪种类，不要过多摄入饱和脂肪酸和反式脂肪酸。

* 因为限制了蛋白质的摄入，同时也不提倡摄入过多脂肪，所以糖类的摄入量就应稍高于正常人，一般占总热量的 60% 或更多。

* 虽然蛋白质是需要限制的营养素，但摄入过少的蛋白质会导致营养不良，所以应严格掌握低蛋白饮食量。

饮食细节大盘点

1 适当吃低蛋白的食物，选用优质蛋白质，如乳类、蛋类、鱼、瘦肉等。

2 适当限制蛋白质的摄入量，通常每日摄入 30～50 克，以减轻肾脏负担，具体蛋白质摄入量以肾功能指标为指导。

3 如果有血钾增高的情况，尽量少吃富含钾的食物。钾广泛存在于肉类、深绿色蔬果及干豆中。

4 常吃富含 B 族维生素、维生素 C、维生素 D 的食物。

1 忌过量饮酒，每周摄入酒精量不超过 3～6 份，每份酒精量为 12 毫升，即 270 毫升啤酒、100 毫升葡萄酒、30 毫升中等酒精度的白酒。

2 忌食过咸的食物，如咸鱼、咸菜、榨菜等。

3 忌过量饮水。当出现排尿减少时，水分会滞留体内，增加心脏和血管负荷，不利于血压的控制。

食材大搜查

宜选用的食材	粮谷类：小麦淀粉、藕粉、小米等 绿叶蔬菜：圆白菜、苦菊、芹菜、大白菜等 瓜茄类蔬菜：南瓜、苦瓜、冬瓜、黄瓜、番茄等 水果类：草莓、柑橘、梨、猕猴桃等 肉蛋奶类：鸡蛋、脱脂牛奶、鱼肉、鸡肉等
可适量吃的食材	粮谷类：黑米、全麦、燕麦、玉米等 豆类：绿豆、红豆、豆腐、豆浆等
不吃或少吃的食材	糖类：白糖、红糖、冰糖等 油炸食物：麻花、油条、炸鸡块等 高脂肪食物：猪头肉、蟹黄、肥肉等 含钠量较高的食物：榨菜、午餐肉、番茄酱、皮蛋、火腿、酱菜、腊鱼等

👍 洋葱炒鸡蛋 ②人份

材料 洋葱 200 克，鸡蛋 2 个。

调料 姜丝适量，盐 1 克。

做法

1 洋葱去老皮，洗净，切丝；鸡蛋磕入碗中，搅拌均匀。

2 炒锅置火上，倒入适量植物油，待油温烧至七成热，放入鸡蛋液，炒成块。

3 将鸡蛋块铲出，倒入油、姜丝炒出香味，放入洋葱丝翻炒均匀，加鸡蛋块，用盐调味即可。

高血压合并脑卒中饮食
高钾饮食有助于预防脑卒中

脑卒中俗称中风，又称脑血管意外，分为出血性脑卒中和缺血性脑卒中，但不管是哪一种，都会有不同程度的脑损伤，而后产生多种精神症状，表现为身体某一部位或多个部位发生功能障碍。可以说脑卒中是高血压患者致死、致残的主要原因，严重威胁着患者的生命安全，所以在饮食上有一些特殊要求。

高血压合并脑卒中时的饮食关键提示

- 控制总热量的摄入，保持适宜的体重。
- 宜多吃流食或者半流食。
- 饮食宜清淡，少吃高盐、高脂肪的食物。
- 吞咽功能正常的患者，所吃的食物一定要软、烂且易于咀嚼。
- 进食有困难的患者，家属最好能在营养师的指导下制作饮食，否则患者非常容易发生营养不良。
- 严禁饮酒。

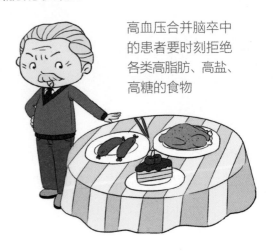

高血压合并脑卒中的患者要时刻拒绝各类高脂肪、高盐、高糖的食物

饮食细节大盘点

1 适量食用鱼肉、去皮禽肉、大豆制品等富含优质蛋白质的食物，在无肾功能不全的情况下，每日蛋白质的摄入量一般占总热量的 10%~15%。

2 常吃新鲜蔬果，因为其富含钾，能降低发生脑卒中的风险，预防脑卒中的再次发生。

3 常吃番茄、洋葱等富含类黄酮、番茄红素的食物，对防止血管狭窄和血栓形成有积极作用。

1 忌饮食过甜。甜食含糖量高，可在体内转化成脂肪，容易发生动脉硬化。

2 忌食坚硬、大块、多渣及有骨、刺的食物。

3 忌吃腌渍食物、腊味等咸味过重的食物，这些食物含钠量较高，对脑卒中患者的健康不利。

4 忌高脂饮食。肥肉、油炸油煎食品不宜多吃。

食材大搜查

宜选用的食材	粮谷类：糙米、燕麦、荞麦、玉米等 水果类：柑橘、香蕉、猕猴桃、草莓等 绿叶蔬菜：生菜、莜麦菜、菠菜、大白菜等 瓜茄类蔬菜：茄子、苦瓜、冬瓜、黄瓜、番茄等 其他：银耳、芝麻等
可适量吃的食材	粮谷类：大米、面粉等 豆类：绿豆、红豆、大豆及其制品等 肉蛋奶类：去皮禽肉、鱼、虾、牛奶等 烹调油：红花油、橄榄油、玉米油等
不吃或少吃的食材	糖类：白糖、红糖、冰糖、软糖、硬糖等 高糖食物：可乐、雪碧、蜜枣、冰激凌、蛋糕等 高脂食物：鱼子、肥肉、油炸食品等 含钠量较高的食物：辣椒酱、咸鱼、腊肉、酱菜、黄豆酱等

👍 薏米山药粥 ③人份

材料 薏米、大米各 80 克，山药 50 克。

做法

1 薏米、大米分别淘洗干净，薏米用水浸泡 4 小时，大米用水浸泡 30 分钟；山药洗净，去皮，切丁。

2 锅置火上，倒入适量清水烧开，放入薏米大火煮沸，加入山药丁、大米，转小火熬煮至米粒熟烂即可。

高血压合并冠心病饮食
热量和蛋白质的摄入量不要过高

　　高血压是诱发冠心病的危险因素，高血压患者中有相当一部分人同时患有冠心病。高血压和冠心病的发生、发展都与饮食密切相关，合理的饮食在高血压和冠心病的防治中有重要意义，可避免心脑血管疾病的发生。

高血压合并冠心病时的饮食关键提示

- 多吃新鲜的红、黄、绿色蔬菜，每日蔬菜摄入量不少于 500 克。
- 饮食宜清淡，每日盐摄入量应在 5 克以下。
- 晚餐不要吃得过饱，以减轻心脏负担。
- 少吃甜食，多吃粗粮和豆制品。
- 烹调用油可以选择橄榄油、茶油等含油酸高的油脂，有利于调节血脂。
- 多吃富含维生素 C 及钾的蔬果，如番茄、土豆、猕猴桃、香蕉等。
- 三餐定时定量，每餐最好都荤素搭配。
- 不宜饮酒，尤其是烈性酒。

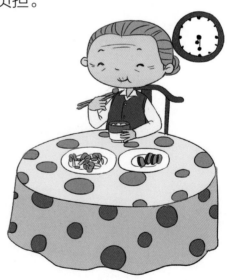

冠心病患者可将晚饭进餐量减少 1/3，有益于避免饭后出现心绞痛

饮食细节大盘点

1 控制总热量的摄入，尽量使体重保持或接近标准体重，因为摄入过高的热量会使体重增加，对高血压和冠心病来说是危险因素。

2 每周吃一两次海鱼。海鱼富含的多不饱和脂肪酸能够促进脂质代谢，降低血清胆固醇和甘油三酯。

3 适量摄入蛋白质。高血压合并冠心病的患者每日食物中蛋白质的含量以每千克体重不超过1克为宜，应多选用牛奶、酸奶、鱼类和大豆制品。

4 宜适量饮淡茶。茶叶中的茶多酚可改善微血管壁的渗透性，增强心肌和血管壁的弹性，减轻动脉粥样硬化的程度。

1 忌过食鸡蛋。每两天吃1个鸡蛋即可。

2 忌高脂饮食。少吃或不吃肥肉、黄油、猪油等含动物脂肪较多的食物。每日胆固醇的摄入量应少于300毫克。

3 忌饮酒、饮浓咖啡。

食材大搜查

宜选用的食材	粮谷类：全麦、燕麦、荞麦、玉米等 绿叶蔬菜：小白菜、油菜、茼蒿、莜麦菜、大白菜等 瓜茄类蔬菜：苦瓜、冬瓜、黄瓜、番茄等 菌藻类：木耳、海带、香菇等 水果类：山楂、香蕉、柚子、葡萄等 其他：大蒜、鱼油等
可适量吃的食材	粮谷类：大米、面粉等 豆类：红豆、绿豆、大豆及其制品等 坚果种子类：核桃、花生、杏仁等 肉蛋奶类：鱼、虾、牛肉、羊肉、鸡肉、脱脂牛奶等
不吃或少吃的食材	糖类：白糖、红糖、冰糖、软糖、硬糖等 油炸食物：油炸糕、油条、炸鸡块等 高脂肪、高胆固醇食物：动物内脏、肥肉、蛋黄、鱿鱼等 含钠量较高的食物：腐乳、辣椒酱、咸鱼、火腿、腊肉等

👍 爽口木耳 ②人份

材料 水发木耳100克，黄瓜150克，红彩椒适量。

调料 蒜汁、葱丝、香油、醋、白糖各适量，盐2克。

做法

1 水发木耳去蒂，洗净，撕小片备用；黄瓜洗净，切块；红彩椒洗净，去蒂除子，切丝。

2 锅内放水煮沸，放入木耳片汆烫一下，捞出，冲凉，沥水。

3 将木耳片、黄瓜块、红彩椒丝放入容器中，加入盐、香油、蒜汁、葱丝、白糖、醋拌匀即可。

高血压合并痛风饮食
限制摄入高嘌呤食物

　　高尿酸血症是痛风的发病基础，高血压患者是高尿酸血症的高发人群。高血压患者如果发现尿酸轻度升高，可以通过调整饮食来减少嘌呤的摄入量，使尿酸降低；尿酸中度升高者需要控制饮食和采取药物治疗。高血压合并痛风的患者应注意自己的饮食。饮食科学、合理，可以帮助缓解症状，防止复发；饮食不当，就会加重病情。

高血压合并痛风时的饮食关键提示

- 每周吃鱼两三次。鱼富含的牛磺酸和甲硫氨酸对血压可起到调节作用，使尿钠排出量增加，从而降低血压。但应注意食用嘌呤含量低的鱼类。
- 烹调方法宜采用蒸、煮、炖、焯等用油少的方法。
- 少喝肉汤、鱼汤、鸡汤、火锅汤等，这些汤中的嘌呤含量较高。
- 高血压合并痛风的患者病情处在缓解期时，每日脂肪的摄入量不能超过 50 克，肉类食物的摄入量不能超过 100 克。
- 限制含嘌呤食物的摄入量。应少吃嘌呤含量高的动物性食物。

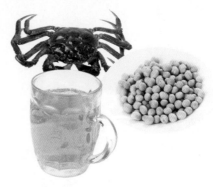

多吃蔬菜，少食用肉类、动物内脏、海鲜、啤酒、黄豆等嘌呤含量高的食物

饮食细节大盘点

1 多食用新鲜蔬果、牛奶等。这类食物能使尿液偏碱性，减少尿酸的形成。

2 多喝水。每日饮水量应达到 2000～2500 毫升，日排尿量最好达到 2000 毫升，这样可以稀释尿酸，使尿酸水平下降，还能加速尿液排泄。当肾功能有问题时，饮水量应听从医生的建议。

3 适量摄入蛋白质。过多摄入蛋白质会使嘌呤的合成量增加，并且蛋白质代谢产生含氮物质，可引起血压波动。应少吃脂肪含量高的食物，多选择含蛋白质较高而脂肪较少的禽类及鱼类。牛奶、鸡蛋含嘌呤少，可作为蛋白质来源优选。

1 忌过食动物内脏、蛋黄、虾子、蟹黄、肥肉、鱿鱼、墨鱼、牛油、奶油等高脂肪、高胆固醇的食物。

2 忌饮酒及含酒精的饮料。酒精容易使体内乳酸堆积，对尿酸排出有抑制作用，易诱发痛风。

食材大搜查

宜选用的食材	粮谷类：小米、大米、玉米等 蔬菜类：芹菜、大白菜、南瓜、苦瓜、冬瓜、黄瓜、番茄、荷兰豆等 水果类：草莓、猕猴桃、柑橘等
可适量吃的食材	粮谷类：燕麦、荞麦等 芋薯类：芋头、山药、土豆等 肉蛋奶类：奶制品、动物血、鸡蛋、去皮禽肉等
不吃或少吃的食材	糖类：白糖、红糖、冰糖、软糖、硬糖等 含糖饮料：可乐、雪碧等 油炸食物：油条、麻团、炸鸡块、炸薯片等 盐腌食物：咸鸭蛋、酱菜等 高嘌呤食物：猪大肠、鸡肝、猪腰、鱿鱼、鲢鱼、白带鱼、牡蛎、动物脑等

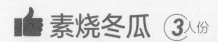 素烧冬瓜 ③人份

材料 冬瓜 500 克。

调料 葱段、香菜、高汤各适量，盐 2 克。

做法

1 冬瓜洗净，去皮，切块。

2 锅置火上，加入油烧热，放入葱段，再放入冬瓜块，翻炒 3 分钟，加入高汤，煮至冬瓜绵软即可，放盐调味，撒上香菜，关火出锅。

PART 5

高血压膳食细节

从细微之处
提高生活质量

降压饮食习惯

在厨房备一个"小盐匙"

现在，有很多家庭使用比较大的盐勺，有的用普通汤匙，炒菜时一舀就是半勺；或者干脆把盐袋剪开口后直接往锅里倒，这样很容易导致盐放多了。

建议高血压患者在厨房里备上"小盐匙"，能够帮助更好地限盐。有一种小盐匙，平平的一勺就是 2 克，高血压患者放盐时心里就有谱了。如要连续放上几勺盐，对掌勺的人来说，也有提醒作用。

常吃含 EPA 和 DHA 较多的鱼类

鱼的脂肪中多为 EPA、DHA，这两种物质对抑制和改善高血压症状有益，对心血管系统有保护作用。DHA 在青花鱼、沙丁鱼、秋刀鱼等青背鱼中含量很丰富。

总之，鱼类含有不饱和脂肪酸及优质蛋白质，多食鱼类对防治高血压及其并发症很有益处。但是有一些鱼的胆固醇含量相当高，不适宜高血压患者食用，例如墨鱼、鱿鱼等。

常见鱼中 EPA 和 DHA 含量

食物名称	脂肪（克/100克可食部）	脂肪酸（克/100克可食部）	占总脂肪酸的百分比（%）	
			EPA(20:5)	DHA(22:6)
河鳗	10.8	7.6	2.6	6.2
鲥鱼	2.2	1.5	3.6	4.2
带鱼	4.9	3.4	1.9	5.3
小黄花鱼	3.0	2.1	4.3	11.2
大黄花鱼	2.5	1.8	2.7	5.1
鲐鱼	7.4	5.2	4.4	12.7
海鳗	5.0	3.5	3.7	8.3
沙钻鱼	0.6	0.4	9.9	25.4

注：鱼肉的脂肪酸折算系数为 0.7，数据来源于《中国居民膳食指南（2016）》。

吃五色食物

中医将食物的不同颜色与人体的"五脏"相互对应，即白、绿、黑、红、黄对应着人体的肺、肝、肾、心、脾。高血压虽然是一种独立的疾病，然而对心、肾、肺、脑都有一定损伤。科学食用五色食物，对高血压患者有保健功效。

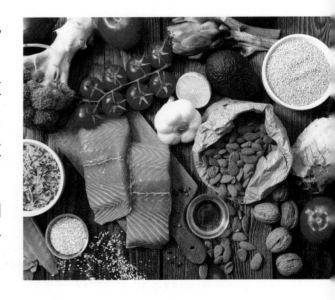

● 白色食物

白色瓜果富含水分和水溶性膳食纤维，能补充水分，滋润皮肤。白色蔬菜中的笋类富含膳食纤维，能促进肠蠕动，帮助排便。白色食物中的主食，如谷类，是人体的热量来源。白色食物中的蛋奶类能提供优质蛋白质，用于组织细胞的修复。

白色代表食物有：百合、茭白、银耳、口蘑、山药、白萝卜、莲藕、花生、大蒜、雪梨、豆腐、牛奶等。

● 绿色食物

绿色蔬菜都含有丰富的膳食纤维，膳食纤维具有调节糖类和脂类代谢的作用，能结合胆酸，避免其合成为胆固醇沉积在血管壁上升高血压。同时膳食纤维还能促进钠的排出，有助于降血压。绿色食物还含有维生素C，有助于保护血管。

绿色蔬菜中的钾可抑制钠从肾小管的吸收，促进钠从尿液中排泄，同时钾还可以对抗钠升高血压的不利影响。

绿色代表食物有：菠菜、韭菜、空心菜、油菜、西蓝花、茼蒿、豌豆、柿子椒、苦瓜、芦笋、猕猴桃等。

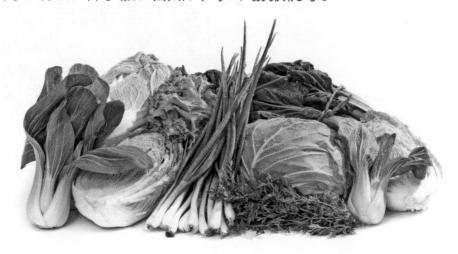

● 黑色食物

黑色食物含多种维生素，对骨骼及生殖功能都有帮助；还含丰富的矿物质，如锌、锰、钙、铁、碘、硒等，能平衡体内电解质，促进生理功能正常运行。如香菇含多糖，能增强细胞免疫和体液免疫的功能，抵抗多种疾病。黑色食物所含维生素和矿物质有助于润泽肌肤、抗衰老等。

黑色代表食物有：黑米、黑芝麻、木耳、黑豆、海带、香菇、黑枣、海苔、乌梅、黑醋等。

● 红色食物

红色蔬果富含铁，能帮助造血；所含胡萝卜素和番茄红素等有很好的抗氧化作用，有助于保护血管。红色肉类富含优质蛋白质和脂肪，能为人体提供足够热量，维持人体造血功能，促进食欲；所含矿物质能维持人体生理系统的平衡。

红色代表食物有：牛肉、羊肉、胡萝卜、红彩椒、红苋菜、枸杞子、山楂、番茄、西瓜、红枣、草莓、红米、红豆等。

● 黄色食物

中医认为，黄色食物有健脾胃作用，能够帮助消化，促进排便，预防便秘诱发高血压。黄色谷物，如大豆、小米等，富含膳食纤维、钾及蛋白质，能够调控血压；黄色蔬果，如芒果、南瓜等，富含维生素，能够净化血管，预防动脉粥样硬化。

黄色代表食物有：大豆、小米、南瓜、香蕉、芒果、玉米、黄花菜等。

吃醋泡花生降压

花生含有多种脂肪酸，其中 80% 以上为不饱和脂肪酸，且近一半为亚油酸。亚油酸具有降血压的作用。中医理论认为，用醋浸泡花生仁 1 周以上，每晚吃 7～10 粒，可使高血压患者的血压下降。

花生属于高热量、高脂肪食物，宜常食但不宜多食。另外，霉变的花生含有黄曲霉毒素，这种毒素可致癌，所以受潮发霉的花生不宜食用。

适量食用蜂蜜

患有高血压的中老年人，如能坚持做到每日早晚各饮一杯淡蜂蜜水，对维持正常血压非常有利。蜂蜜含有丰富的钾，钾离子进入人体后有助于排钠。因此，常饮蜂蜜水可起到保护血管和降压通便的作用。

注意及时补水

高血压患者发生心肌梗死、脑血管意外的比例明显高于正常人，因此要重视补充足够的水分，即使感觉不渴也要时时补水，特别是出汗多的情况下更应及时补充水分，以稀释血液，降低血栓形成的危险。

对血压高的人来说，早晨是危险时段，如果血压升高，水分补充不足，会造成血流不畅。因此，每日早晨起床后，应空腹喝一杯温水；早晨外出锻炼回家后，喝一杯水，以补充运动中流失的水分；下午，每过 1 小时就适当喝点水；沐浴前后各喝一杯水；睡前喝一点儿水，有助于清除体内毒素。但喝水也不是越多越好，每日喝 1500～1700 毫升水为宜。

每周吃 4 个鸡蛋

鸡蛋有益心脏健康，有研究显示，鸡蛋在体内会产生有助于降压的物质。但鸡蛋富含胆固醇，热量也较高，不可吃太多。高血压患者每周吃 4 个最好，量要分开，不可一次吃 4 个。另外，烹制鸡蛋不要选择煎炸的方式，可以蒸煮。

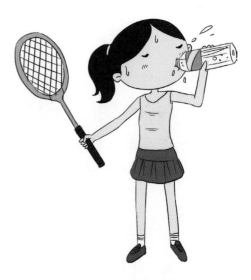

大量运动后更要及时补水，补水量要大于失水量，这样才能使机体恢复水平衡

了解 DASH 饮食降压法

DASH 是 Dietary Approaches to Stop Hypertension 的缩写，最初是专为高血压患者制订的饮食模式，遵循此原则，对于预防及辅助治疗高血压均有效。

DASH 饮食计划营养素原则：一日热量摄取不超过 1800 千卡，热量来源中，脂质占 27%，饱和脂肪占 6%，蛋白质占 18%，糖类占 55%，再配合少钠（2200 毫克）、少胆固醇（300 毫克），摄取足量的钙（750 毫克）、钾（4000 毫克）、膳食纤维（25 克）。

DASH 饮食概念：增加新鲜的蔬果和低脂肪乳制品，同时多摄取钙、镁、钾，镁、钾可从坚果中摄取，一天至少吃1~2汤匙的芝麻、杏仁、核桃等坚果。

根据 DASH 饮食原则，营养师建议，每日吃 7~9 份蔬果，吃一些坚果，喝 2 杯低脂牛奶，不食动物内脏，盐摄入量少于 5 克，多吃天然食物，就可以吃出健康。

适量摄入减少降压药不良反应的食物

在服用利尿剂期间，多吃富含钾的食物，可补充钾的流失。富含钾的食物有红豆、西瓜、香蕉、橘子、葡萄干、脱脂奶粉、大豆、菠菜、番茄等。

每日吃 2 棵菠菜和 2 个番茄就能补充大约 1000 毫克的钾。但是不可擅自服用补钾剂，因为补钾过多对人体有害。通过食物补钾是最安全的。

吃有降压减肥功效的海藻

国外研究发现，海藻含有丰富的生物活性肽。这种物质的作用类似于 ACE 抑制剂——广泛使用于降低血压以及防治心脏病和脑卒中的药物中。常见海藻类食物有裙带菜、海带、紫菜等。另外，海藻热量低，所含丰富的膳食纤维还有利于减肥。

注意节日期间的饮食安排

节日期间会准备丰盛的美食，此时要管住嘴，不可肆意大吃特吃。

1. 应遵守低脂、低热量的原则。

2. 吃饭速度不宜过快，忌狼吞虎咽。

3. 节日期间的饮食要做到有粗有细、荤素搭配。

4. 节日期间每日应保证吃 300~500 克新鲜蔬菜、200~350 克新鲜水果。

5. 每顿宜吃七成饱。

6. 控制每日的总热量，摄入糖类 250~400 克。

7. 每日喝一袋牛奶，可有效弥补节日膳食中钙摄入普遍偏低的不足。也可用酸奶来代替。

8. 每日进食 2~4 份含优质蛋白质的食物，每份指瘦畜肉 50 克，或豆腐 50 克，或鸡蛋 1 个，或鱼虾 50 克，或去皮禽肉 50 克。其中鱼类和大豆制品最优。

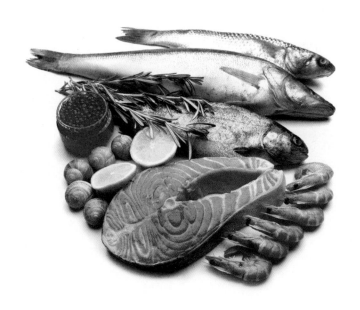

使血压升高的不良饮食习惯

过多摄入糖类和甜食

高血压患者如果摄入过多的糖分，体内会产生大量热量，当其超过生理需要时，剩余部分就会转化为脂肪储存在体内。而体内过多的脂肪堆积，会使身体发胖，体重增加，为满足血液供应，机体就会通过升高血压来完成。另外，过多的脂肪堆积会使体内胆固醇水平升高，过多的胆固醇很容易在血管壁上沉积，从而促进动脉硬化的形成，加重高血压。总之，高血压患者要少食白糖、红糖、冰糖、糕点、巧克力、甜饮料等食物。

过多食用味精

许多高血压患者都知道，要少吃盐。不过，有些高血压患者为控制盐的摄入而改用味精、鸡精来提味，这同样不利于血压的稳定和病情的控制。因为味精的主要成分是谷氨酸钠，在人体内会分解形成谷氨酸和钠离子，相当于另一种形式的"盐"，所以味精吃多了同样会加重高血压。所以，为了从根本上使血压得到控制，应从忌口开始做起，少吃盐和味精，慢慢纠正不健康的饮食习惯。

经常喝浓咖啡

咖啡有兴奋神经、升高血压的作用，高血压患者不宜喝浓咖啡，尤其是在情绪紧张时，更不能用喝咖啡来缓解情绪，这样做会使血压升得更高。有家族高血压病史的人，也就是所谓的高危人群，在摄取咖啡因后，血压会骤升。所以高血压患者及高血压高危人群不宜喝浓咖啡，更不宜在情绪紧张时喝。

经常食用快餐

爱吃快餐的人群患高血压的风险要高于其他人，这是因为快餐中含有的盐分过多。经调查发现，快餐如方便面、速冻食物，含有很多盐分。研究报告指出，为了让食物存放期长一点，生产商加入大量钠盐到快餐产品中，比如一包方便面大约含5克盐。长期摄入盐分过量会导致高血压、脑卒中、冠心病等心脑血管疾病。所以，高血压患者尽量不要吃快餐。

常食放碱的发酵面食

发酵面食里通常都放碱，食用碱的主要成分是碳酸钠或碳酸氢钠。如果高血压患者以发面食品作主食，仍然不能避免或减少机体对钠盐的摄入，比如吃250克加碱馒头相当于增加了2克盐。如果一个人每天吃400克的加碱馒头，无形之中就摄入了3.2克盐。所以，高血压患者不宜常食发面食品。需要严格忌盐的高血压患者，最好以米为主食，或者改吃非发酵面食。

吃盐焗类坚果

　　适量吃花生、瓜子、杏仁、榛子等坚果可以保护心血管，因为坚果类食物主要提供蛋白质、维生素、钙等营养素，还能补充不饱和脂肪酸，具有护心健脑的功效，可降低冠心病的发病率。但是不要吃盐焗类坚果，虽然盐焗类坚果口感好，但其中含有大量隐形盐，吃多了容易超过人体日均盐摄入量的标准，不利于控制血压。因此，高血压患者不要吃盐焗类坚果。

长期吃素

　　如今为了健康美丽而流行"素食主义"，有些高血压患者也加入这个行列中。然而从医学角度来看，长期吃全素，会使糖类、蛋白质、脂肪比例失衡，造成新陈代谢异常，引起一系列合并症，如造成消化不良、贫血、记忆力下降、免疫力降低、内分泌和代谢功能障碍等。另外，长期吃素还会引起胃酸和消化酶减少，味觉减退，引起食欲不振，加速衰老。高血压患者一定要注意饮食的均衡，要荤素搭配、粗细搭配，健康才是第一位的。

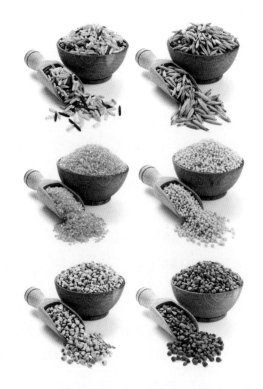

高血压患者每日需要摄入25~30克膳食纤维，最好每日吃100克粗粮，多变化品种

PART 6

高血压
特殊人群饮食
选择适合自己的饮食

老年高血压患者的饮食

老年高血压患者是高血压患者中的最大群体。一半以上的老年高血压患者以收缩压升高为主，即单纯收缩期高血压，收缩压≥140毫米汞柱，舒张压＜90毫米汞柱，这与老年人大动脉弹性减退有关，从而使脉压增大。另外，很多老年高血压患者会有一些并发症，而且心、脑、肾等器官都有不同程度的损伤，因此一定要及早、持久、有效地防治高血压，以防造成更多损害。

老年高血压患者的饮食总原则

- 控制热量摄入，保持理想体重。
- 限盐。每日用盐量宜控制在5克以内，血压高时应限制在3克以内。对血压较高或合并心衰者，摄盐量应更严格限制，每日用盐量以2克为宜。
- 控制脂肪的摄入量。烹调时宜少用油，尽量选用植物油，少用动物油。忌吃油煎或油炸食物。宜选择低饱和脂肪酸、低胆固醇的食物，如全谷食物、鱼肉、低脂奶等。
- 适量多吃新鲜蔬果等富含维生素C的食物。研究发现，老年高血压患者血液中维生素C含量高者，血压水平相对较低。
- 摄入充足的钙。老年高血压患者每日钙的总摄入量可以达到1000毫克。

• 忌吃得过饱。老年人消化功能减退，吃得过饱易引起消化不良。同时，吃得过饱可使膈肌位置上移，影响心肺的正常功能和活动。

老年高血压患者的食物选择

宜吃的食物	蔬果，尤其是深色蔬果，如菠菜、茼蒿、黄瓜、橘子、葡萄等 富含优质蛋白质的食物，如大豆、豆腐、豆浆、牛奶、去皮鸡肉等 海产品，如海带、紫菜、海产鱼类等
少吃或不吃的食物	油炸食品、糖果、点心、甜饮料等高热量食物 酱菜、腐乳、咸鱼等盐腌食品 肥肉、动物内脏、鱼子等高脂肪、高胆固醇食物

预防老年高血压指南

1 多补充蔬果。每日蔬菜摄入量可以在 400 克左右，可分散在 4~5 餐里吃完。多食蔬果有助于降血脂、降压，同时还能减少饥饿感。

2 适量饮茶降压降脂。绿茶中的茶多酚有降脂、降压的作用。另外，用菊花、枸杞子、罗汉果、天麻、杜仲等制成的草药茶也是不错的选择。

1 忌饮食过饱。老年人消化功能减退，饮食过饱易引起消化不良，诱发急性胰腺炎、胃肠炎等疾病。

2 忌食用过咸的食物。腌制食品，如酱菜、泡菜、咸鱼等，一定要少吃或者不吃；减少烹调用盐，每日盐摄入量以不超过 5 克为宜。

妊娠高血压患者的饮食

妊娠高血压简称妊高征，一般出现在怀孕 5 个月后，有高血压、水肿、蛋白尿、抽搐、昏迷、心肾功能衰竭等临床症状，是妊娠期女性所特有的疾病，严重危害胎儿和孕妈妈的生命健康。重度妊娠高血压综合征包括先兆子痫和子痫，子痫即在高血压基础上常会发生抽搐。

妊娠高血压患者的饮食总原则

- 控制热量和体重。妊娠高血压患者要适当控制每日进食量，应以孕期正常体重的增加为标准调整进食量。
- 口味宜清淡，每日盐摄入量限制在 5 克以内。如果浮肿严重、尿量过少，可采用无盐饮食。
- 控制水分的摄入，每日饮水量不超过 1000 毫升。
- 及时补充从尿液中流失的蛋白质，每日补充的蛋白质应比孕前多 15~30 克。
- 限制辛辣食物及调味品的摄入。
- 怀孕前有高血压史的孕妇应避免食用动物内脏等胆固醇含量高的食物。
- 常吃富含维生素 C 的蔬果。
- 注意适量多吃富含膳食纤维的食物，以促进肠道蠕动，预防便秘。

妊娠高血压患者的食物选择

宜吃的食物	奶及奶制品、瘦肉、鱼虾、番茄、冬瓜、黄瓜、茄子、玉米、红豆、绿豆、橘子、鲜枣、西瓜、蜂蜜等
少吃或不吃的食物	咸菜、酱菜、火腿、咸肉、腊肠、酒及含酒精饮料、芥末、鱼子、鱿鱼、动物内脏、肥肉、油炸食品等

预防妊娠高血压指南

1 加强孕期营养及休息。加强妊娠中、晚期营养，尤其是蛋白质、多种维生素、铁剂的补充，保证每日摄入蔬菜 300~500 克、水果 200~350 克。多种蔬果搭配食用，以增加膳食纤维的摄入，降低血脂。还可补充多种维生素和矿物质，这对预防妊娠高血压有一定作用。

2 限制盐的摄入量。建议孕妈妈每日盐摄入量不超过5 克，有助于预防妊娠高血压综合征。酱油也不能摄入过多，6 克酱油所含的盐分约与 1 克盐相当。

1 少摄入动物性脂肪。宜以植物油代替，每日烹饪用油大约 20 克。

2 尽量少吃或不吃热量高的食物。孕妈妈宜少食用糖果、点心、甜饮料、油炸食品。

青春期高血压患者的饮食

青春期患高血压不是很常见，引起青春期高血压的主要原因是在青春期，身体各器官迅速发育，而各器官发育快慢不一致，心脏收缩力大大提高，导致血压增高。另外，青春期内分泌腺发育增强，激素分泌增多，神经系统兴奋性提高，自主神经调节功能不平衡，也会出现血压升高。

青春期高血压患者的饮食总原则

- 要控制热量的摄入，提倡摄入复合碳水化合物。
- 限制脂肪的摄入，尤其是反式脂肪酸和饱和脂肪酸的摄入。肥胖者要减肥。
- 多吃富含钾、钙、镁、硒而低钠的食物。
- 适量摄入蛋白质。每日蛋白质的摄入量以每千克体重 1 克为宜。
- 多补充膳食纤维，可以多吃豆类、豆制品、海带、紫菜、木耳、绿叶蔬菜、洋葱、胡萝卜、山楂、苹果、猕猴桃、香蕉等。
- 限制盐的摄入量，每日摄入量要少于 5 克。

青春期高血压患者的食物选择

宜吃的食物	五谷杂粮：燕麦、荞麦、玉米、黑米、黑豆、绿豆、红豆等 蔬菜类：白萝卜、番茄、南瓜、柿子椒、西蓝花、丝瓜、空心菜、芦笋等 水果类：猕猴桃、香瓜、香蕉、橙子、柚子、梨等 肉蛋奶类：鱼肉、鸡肉、牛奶等 菌藻类：木耳、海带、香菇等
少吃或不吃的食物	鱼子、鱿鱼、动物油、肥肉、腊肠、咸肉、咸菜、酱菜、橄榄菜、火腿、皮蛋、盐水鸭、烤鸭、啤酒、白酒、奶油、蛋黄等

预防青春期高血压指南

1 饮食要合理科学。三餐定时定量，粗细搭配，少吃肥肉及含胆固醇高的食物，如动物油、鱼子等，可多摄入新鲜蔬果、牛奶、豆制品等。

2 生活要有规律。要保证有足够的睡眠时间，不能过多熬夜，要经常运动，每日至少参加体育锻炼半小时，可打篮球、打羽毛球、打乒乓球、打排球、做体操、跳舞、跑步等，少打电子游戏。

1 忌过度疲劳。要预防青春期高血压一定要注意劳逸结合，避免过度疲劳；保持情绪稳定，以免因为情绪波动而使血压波动。

2 忌吸烟酗酒。烟草中的尼古丁能引起血管收缩，增加外周血管阻力；酒精同样能刺激血压升高。

儿童高血压患者的饮食

　　儿童高血压的知晓率和受重视程度都比较低，这是因为孩子不会叙述症状，家长和儿科医生对此关注也不够，绝大多数家长意识不到儿童高血压的危害性。儿童高血压早期往往无明显的自觉症状，当血压明显升高时，孩子就会出现头晕、头痛、恶心、呕吐等症状。婴幼儿常表现为哭闹、烦躁不安、过于兴奋、易怒等。有的孩子甚至体重不增，发育停滞。

儿童高血压患者的饮食总原则

- 适量控制热量的摄入，降低脂肪和胆固醇的摄入，控制体重。
- 采用高维生素、适量优质蛋白质、低钠、低脂肪、低胆固醇的饮食。
- 儿童高血压患者在治疗时，如果需要服用单胺氧化酶抑制剂，用药期间要避免食用高酪胺食物，如扁豆、蘑菇、腌鱼、酸奶、干酪等。
- 限制钠盐的摄入量，采用低盐饮食。
- 增加钙和镁的摄入量。钙的摄入量每日应为 800~1200 毫克。应用利尿剂治疗时需补充镁，每日每千克体重应达到 8 毫克。
- 多吃含钾量高的食物。

儿童高血压患者的食物选择

宜吃的食物	芹菜、番茄、胡萝卜、荸荠、黄瓜、芦笋、木耳、香蕉、绿豆、香菇、洋葱、海带、紫菜、海鱼、山楂、鸡蛋、瘦肉、大豆及其制品、奶类及奶制品等
少吃或不吃的食物	汉堡、炸薯条、炸鸡腿等西式快餐；膨化食品、奶油饼干、干脆面等

预防儿童高血压指南

1 限制钠盐摄入量。儿童每日盐摄入量应限制在2~2.5克。

2 多吃含钾、钙、镁的食物，如菜花、圆白菜、紫菜、南瓜、菠菜、胡萝卜、香菇、牛奶、鲤鱼、鳕鱼等。

3 营养合理，控制体重。体重超重可使血压升高，因此要控制体重。适量控制热量的摄入，减少脂肪和胆固醇的摄入。

4 选择降压降脂食物。降压食物不少，如芹菜、胡萝卜、番茄、荸荠、黄瓜、木耳、海带、香蕉、芦笋等；降脂食物有香菇、洋葱、海鱼、绿豆、山楂等。

1 少食用快餐、加工食品。汉堡、炸薯条、方便面等食品都是高盐、高脂肪、高热量食物，容易引发儿童高血压。孩子一定要远离这些食物。

2 少饮用碳酸饮料。可乐等碳酸饮料含糖量很高，不要让孩子喝太多。

附录
高血压四季饮食要点

春季饮食要点

1 宜"省酸增甘，以养脾气"，宜吃蜂蜜、牛奶、香蕉、橘子、南瓜等。
2 宜吃富含维生素的食物，如草莓、樱桃、番茄、香椿、芹菜、韭菜等蔬果。
3 宜吃银耳、山药、木耳、薏米，以清肝养脾。

夏季饮食要点

1 宜吃含钾、钙丰富的菠菜、香蕉、大豆、豆腐等蔬果和豆制品。
2 宜吃鱼类、禽类等富含优质蛋白质的食物，如三文鱼、鲫鱼、去皮鸡肉等。
3 宜吃去暑养心的食物，如绿豆、红豆、西瓜、香瓜等。

秋季饮食要点

1 宜吃滋补食物，如核桃、糯米、乳制品等。
2 宜吃滋阴润肺的食物，如莲藕、梨、冬瓜、白萝卜、山药等。
3 宜多选用高蛋白、低脂肪的鱼虾类、禽肉类和大豆类制品。

冬季饮食要点

1 宜吃大豆、洋葱、海带、山楂、木耳等具有辅助降压、降脂功效的食物。
2 宜饮一些助阳降压茶，如菊花茶、普洱茶、枸杞红枣茶等。
3 宜补充维生素和矿物质，多吃蔬果。

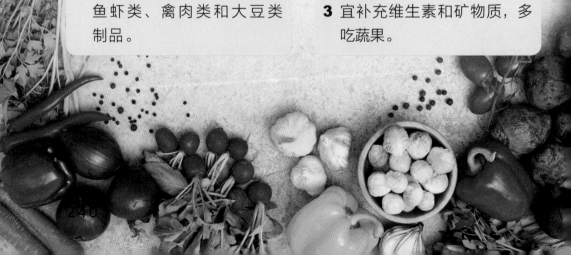